kumabibeiyueshao
yingyoueryingyang
jibingyuyufang

酷妈必备　月嫂必读

婴幼儿营养性疾病与预防

编著　刘丹

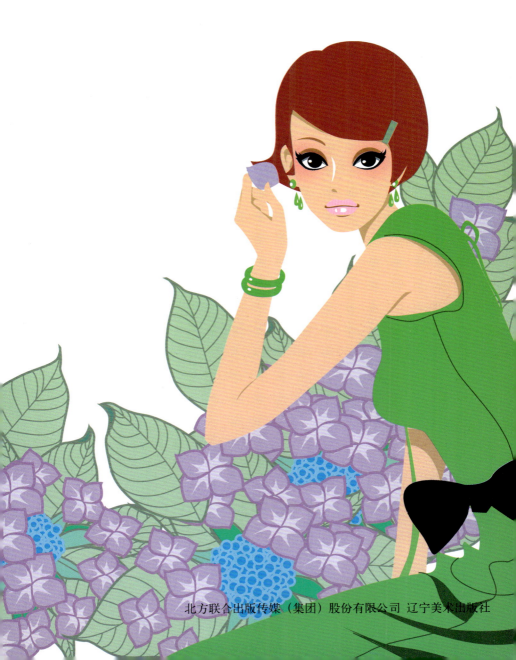

北方联合出版传媒（集团）股份有限公司 辽宁美术出版社

**图书在版编目（CIP）数据**

婴幼儿营养性疾病与预防 ／ 刘丹编著.—沈阳：北方联合
出版传媒（集团）股份有限公司 辽宁美术出版社，2011.6
（大耳娃0~3岁今日育儿宝典）
ISBN 978-7-5314-4923-2

Ⅰ．①婴… Ⅱ．①刘… Ⅲ．①小儿疾病：营养缺乏病—
预防（卫生） Ⅳ.①R723.201

中国版本图书馆CIP数据核字(2011)第101394号

出 版 者： 北方联合出版传媒（集团）股份有限公司
　　　　　　辽宁美术出版社
地　　址： 沈阳市和平区民族北街29号 （邮编：110001）
发 行 者： 北方联合出版传媒（集团）股份有限公司
　　　　　　辽宁美术出版社
印 刷 者： 沈阳鹏达新华广告彩印有限公司
开　　本： 787mm × 1092mm 1/20
印　　张： 3.2
出版时间： 2011年7月第1版
印刷时间： 2011年7月第1次印刷
策　　划： 范文南
主　　编： 范文南
责任编辑： 罗 楠 宋柳楠 方 伟 刘志刚
封面设计： 王龙伟
版式设计： 刘志刚
技术编辑： 鲁 浪 徐 杰 霍 磊
责任校对： 黄 鲲
ISBN 978-7-5314-4923-2

定　　价： 22.00元

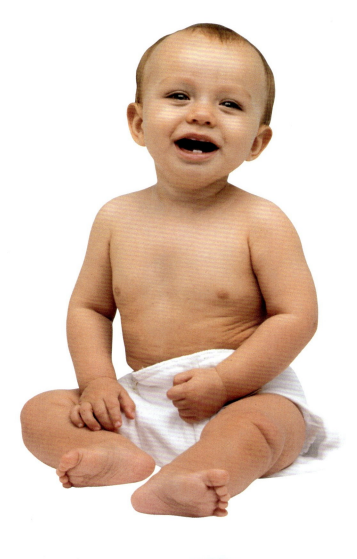

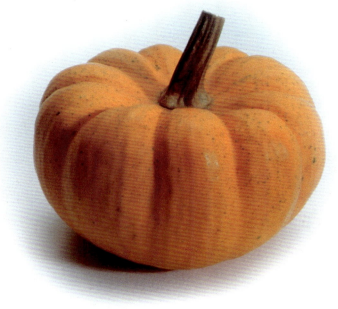

# 目　录

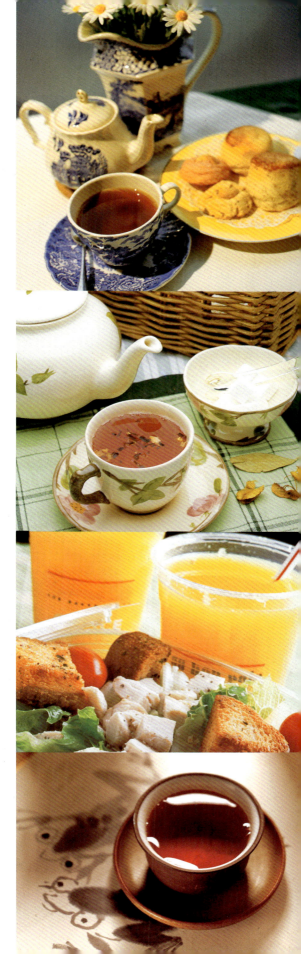

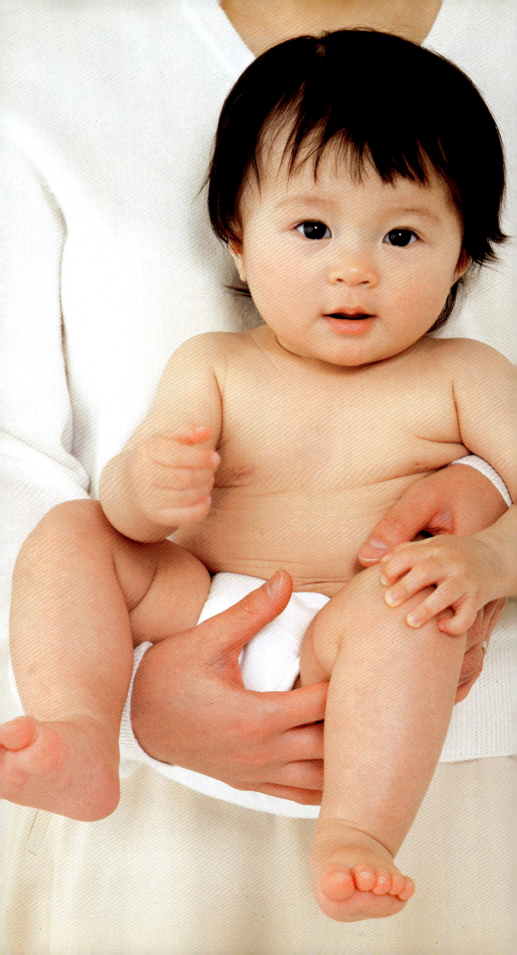

## 0～3岁营养性疾病与预防

如何培养健康的宝宝是每一个爸爸妈妈永远的课题。随着我国优生优育政策的实施和人们疾病健康意识的提高，疾病的治疗已不再是儿童健康的主要问题，取而代之的是儿童保健和儿童心理行为问题。尽管生活水平日益提高，但儿童营养性疾病的发病率仍然很高，存在亚临床营养素缺乏的儿童普遍存在，如何认识和预防儿童营养性疾病意义重大。

所谓营养性疾病，指具有明显的营养状况不正常特征的疾病。营养状况不正常可由不平衡膳食引起，也与遗传、体质及其他疾病或代谢功能异常等有关，一般是膳食与肌体两个方面（以一方面为主）综合作用的结果。0～3岁的婴幼儿处于生长发育的关键时期，更要重视营养性疾病的预防，以下介绍了几种婴幼儿期常见的营养性疾病，并重点介绍了维生素D缺乏性佝偻病、营养性贫血、锌缺乏症、硒缺乏症和铅中毒。

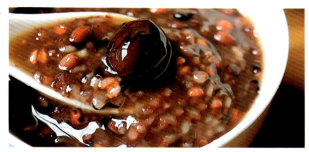

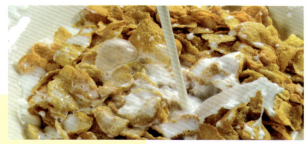

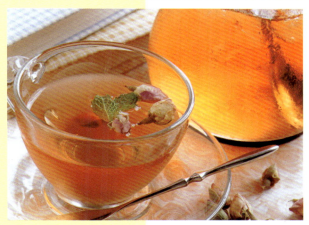

## 一、营养不良

营养不良是当今世界儿童患病和死亡的主要原因之一。全世界50%以上儿童的死亡与营养不良有关。在发展中国家，2亿左右的5岁以下儿童患营养不良，每年造成600万5岁以下儿童死亡，幸存者多影响体格生长和智力发育。在我国随着生活条件的改善和疾病意识的增强，目前重度营养不良已属罕见，但轻中度营养不良仍是儿童的常见疾病，多见于3岁以下的婴幼儿。

### 什么是营养不良

营养不良是一种慢性营养性疾病，主要是由于能量和（或）蛋白质缺乏所致，包括三种类型，即以能量缺乏为主的消瘦型，以蛋白质缺乏为主的浮肿型和介于两者之间的消瘦浮肿型，目前我国常见的是消瘦型。

## 婴幼儿易患营养不良

婴幼儿生长发育迅速，对能量和各种营养素的需求增多，喂养不当、营养素补充不足和不良的饮食习惯是导致营养不良的主要原因；此外是消化系统的解剖畸形和功能异常影响营养素的消化和吸收，如先天性唇裂、腭裂和胃肠道的梗阻性疾病。还有就是一些特殊的疾病状态，如婴幼儿肺炎和腹泻时由于食物摄入减少，机体消耗增多，容易出现一过性营养不良，影响疾病的恢复。

## 早期认识营养不良

婴幼儿营养不良最早影响的是体重，先是一段时间内体重没有明显增加，而后出现体重减轻，逐渐出现皮下脂肪的减少或消失，而对身高的影响则出现较晚。所以妈妈要带宝宝定期做生长发育监测，也可在家中自备体重计，随时掌握宝宝体重的变化，在宝宝患病期间更要密切关注。

## 家庭条件好的孩子也会发生营养不良

婴幼儿营养不良的主要原因是喂养不当、营养素补充不足和不良的饮食习惯，这三方面都很重要。很多家长认为只有偏远的农村和贫困家庭的孩子才会出现营养不良，家庭条件好的孩子不会出现营养不良，这种观点是片面的，条件好的家庭的确能为宝宝提供充足的营养素，但这是远远不够的，如果辅食添加不及时、人工喂养调配不当、膳食结构不均衡、饮食不规律、偏食、挑食等也同样可以引发营养不良，所以科学合理的喂养对每

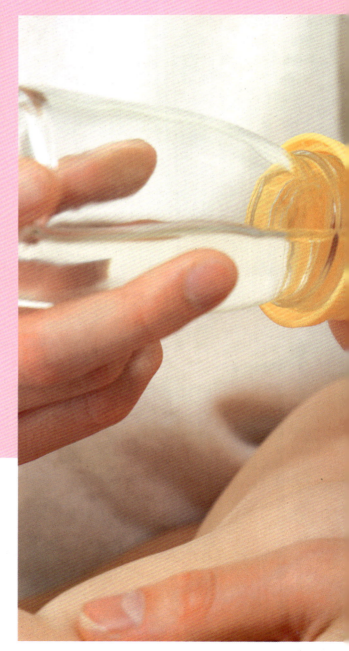

个宝宝都是很重要的。

**微量元素缺乏不等于营养不良**

长期的营养不良可以并发多种微量元素缺乏。但要判断孩子是否营养不良，除了看微量元素检测结果外，还要看身高、头围、胸围、体重是否达到标准，以及结合临床表现才能判定。单纯的微量元素缺乏只能叫微量元素缺乏症，并不等于营养不良。

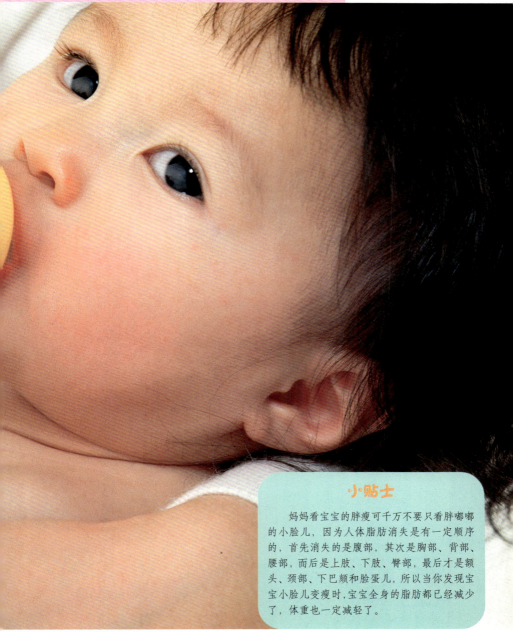

**小贴士**

妈妈看宝宝的胖瘦可千万不要只看胖嘟嘟的小脸儿，因为人体脂肪消失是有一定顺序的，首先消失的是腹部，其次是胸部、背部、腰部，而后是上肢、下肢、臀部，最后才是额头、颈部、下巴颏和脸蛋儿，所以当你发现宝宝小脸儿变瘦时,宝宝全身的脂肪都已经减少了，体重也一定减轻了。

### 营养不良能影响脑发育

营养不良，特别是蛋白质缺乏导致的营养不良对中枢神经系统发育的影响极大，可使脑体积变小、脑细胞数量减少、脑重量减轻，如营养不良发生在胎儿期、新生儿期及婴儿期等脑发育的关键期可导致不可逆的改变，乃至影响日后的智力和行为。

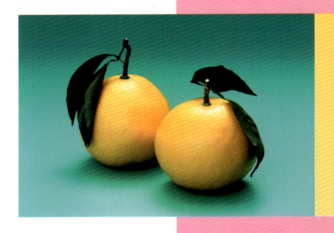

### 健康的妈妈才能孕育健康的宝宝

研究表明，婴幼儿营养不良与胎儿期营养不良密切相关。早在1968年就有国外学者提出，妊娠中期是胎儿脑发育的关键时期，这一期间孕母的营养不良直接影响胎儿的脑发育，导致小儿生后认知和智能缺陷，而且最近的研究还指出，胎儿营养不良与成人期心血管疾病（如高血压、冠心病）和糖尿病发生有关，也就是说，孕母在怀孕中、晚期的营养状态直接影响婴幼儿生后的营养状态，所以要重视孕期的饮食指导。

### 营养不良的预防

首先要重视孕母营养指导；婴幼儿生后提倡母乳喂养，及时添加辅食；及时纠正偏食、挑食和吃零食的不良习惯；要积极预防传染病和祛除引发营养不良的疾病因素；定期做好生长发育监测，早期发现营养不良。

**小贴士**

营养不良能严重影响宝宝的脑发育。

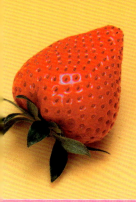
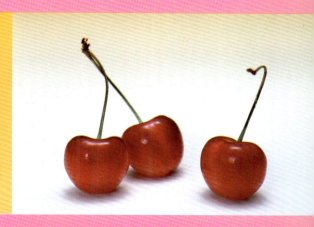
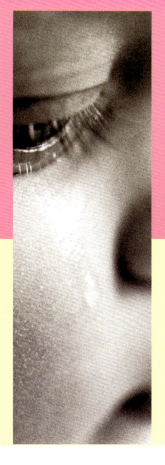
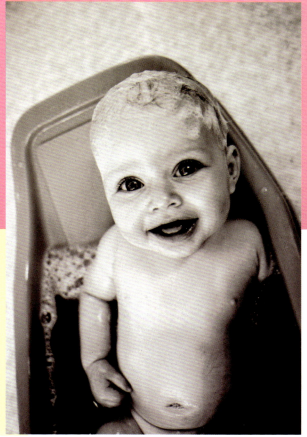

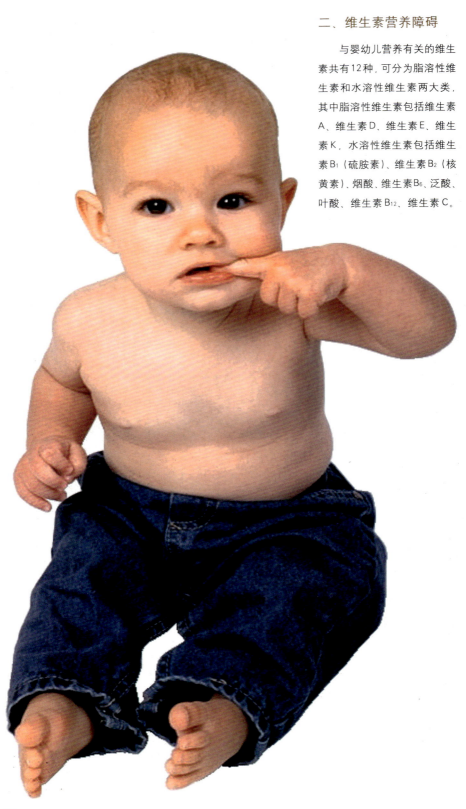

## 二、维生素营养障碍

与婴幼儿营养有关的维生素共有12种，可分为脂溶性维生素和水溶性维生素两大类，其中脂溶性维生素包括维生素A、维生素D、维生素E、维生素K，水溶性维生素包括维生素$B_1$（硫胺素）、维生素$B_2$（核黄素）、烟酸、维生素$B_6$、泛酸、叶酸、维生素$B_{12}$、维生素C。

## （一）维生素 A 缺乏病

### 什么是维生素 A 缺乏病

是指因体内维生素 A（视黄醇）缺乏引发的全身性疾病，是发展中国家儿童致盲的主要原因。在我国目前重症患儿比较少见，但维生素 A 缺乏儿童比例仍较高，个别儿童维生素 A 的摄入量仅为推荐摄入量的 58%，3 岁以下婴幼儿维生素 A 缺乏病的发生率明显高于年长儿。

### 维生素 A 的作用

维生素 A 的化学名为视黄醇，在人体的代谢功能中有重要作用，主要包括：维持暗光下的视功能；保持细胞膜的稳定性，使皮肤和黏膜等上皮细胞维持正常；促进细胞的增生、分化，骨骼代谢和肌体生长发育；增进人体免疫功能；维持生殖功能；促进铁的吸收，增进造血功能；抗氧化作用。

### 婴幼儿易出现维生素 A 缺乏

婴幼儿维生素 A 缺乏的主要原因是摄入不足，人体内的维生素 A 来源于食物，进入体内后在肝脏中储存，因为维生素 A 和胡萝卜素很难通过胎盘进入胎儿体内，所以新生儿出生后血清中和肝脏中的维生素 A 水平都很低，如不及时补充很容易出现维生素 A 缺乏。而且肝脏中的维生素 A 被利用时需要血中视黄醇结合蛋白的转运，婴幼儿体内视黄醇结合蛋白水平仅为成人的二分之一，要到青春期才能接近成人水平，这也使婴幼儿易出现维生素 A 缺乏。其次，维生素 A 是脂溶性维生素，能溶解于脂肪，所以膳食中的脂肪含量直接影响维生素 A 的吸收，婴幼儿膳食中脂肪含量过低者易发生维生素 A 缺乏。另外，特殊疾病状态会使维生素 A 吸收减少或消耗增多，儿童体内蛋白质和锌缺乏，也可使维生素 A 在体内的转运和利用障碍，引发维生素 A 缺乏病。

### β－胡萝卜素和维生素 A

β－胡萝卜素是维生素 A 原类胡萝卜素，即类胡萝卜素之一，是自然界中维生素 A 的前体，虽然摄入 β－胡萝卜素在体内可以转化为维生素 A，但其吸收率只有三分之一，而吸收的胡萝卜素只有一半可以转化为维生素 A，所以 β－胡萝卜素摄入后最后仅有六分之一发挥维生素 A 的作用，故不会有因过量摄食而造成维生素 A 累积中毒的现象，是维生素 A 的一个安全来源。

### 维生素 A 的食物来源

维生素 A 主要存在于动物性食物中，如动物肝脏、鱼类、海产品、鱼肝油、奶制品、奶油和鸡蛋等。

**小贴士**

维生素 A 与 B 族维生素、维生素 D、维生素 E 及钙、磷、锌一起配合服用，能充分发挥功效。

### β－胡萝卜素的食物来源

最丰富的来源是深绿色或橙黄色的蔬菜和水果，如胡萝卜、菠菜、生菜、马铃薯、番薯、西兰花、韭菜、油菜、西红柿、橘子、柿子椒、哈密瓜和冬瓜等。

### 早期发现维生素A缺乏病

婴幼儿维生素A缺乏时最早影响的是眼部和皮肤，长期缺乏可出现免疫功能降低，反复患呼吸道和消化道感染及生长发育受阻。眼部表现最早是暗适应能力下降，也就是说当宝宝从明亮处走进暗处后，要经过很长时间才能看清暗处的物体，严重时可致夜盲，即不论在暗光下待多久都无法看清物体，但婴儿一般很难表述，所以早期的眼部表现极易被忽视。数周后逐渐出现干眼症状，宝宝会经常揉眼睛和眨眼睛，在强光下不敢睁眼睛，这时往往会引起家长的注意，发现上述异常要及时就诊明确原因。维生素A缺乏引起的干眼症继续发展很可能会导致不可逆的失明。维生素A缺乏的皮肤改变主要是皮肤粗糙、干燥，呈鸡皮疙瘩样，触之有粗砂样感觉，尤以肩、臀、上肢外侧和下肢伸侧明显。毛囊角化会引起毛发干枯、无光泽，易脱落，指趾甲变脆易折和多纹等。

## 小贴士

富含β－胡萝卜素的蔬菜用植物油加工烹调后食用最佳。

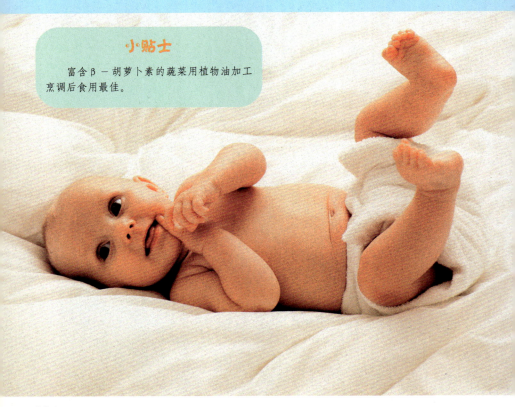

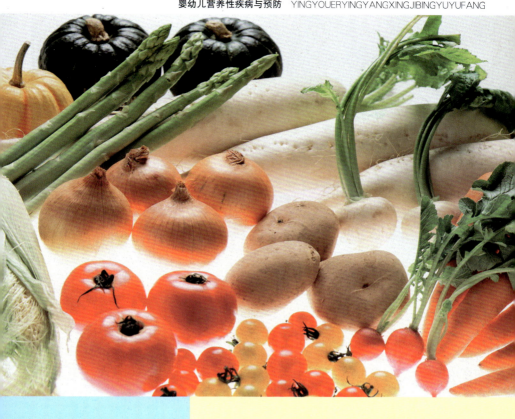

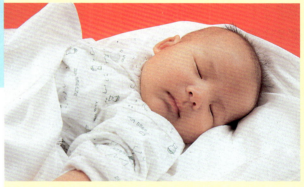

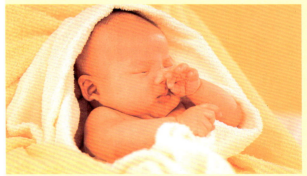

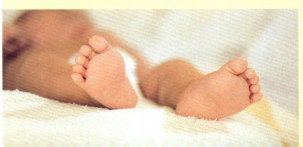

## 小贴士

　　暗适应是指当我们从明亮的地方走进黑暗的地方时，一开始我们的眼睛会什么也看不见，经过一会儿，才会慢慢地适应，逐渐看清暗处的物体，这一过程就是暗适应。正常的暗适应时间约20～30分钟，一般来说，前5分钟已初步适应，完全适应要20～30分钟。妈妈如果想了解1岁以内的宝宝暗适应能力，可在宝宝熟悉的屋子内放一个宝宝非常喜欢的玩具或物品，当然放物品的地方也要是宝宝熟悉的，然后关灯，带宝宝进屋后提示宝宝自己找东西，从而了解宝宝的暗适应能力。

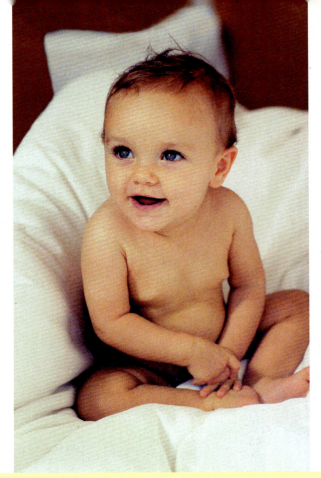

### 暗适应能力下降不都是维生素 A 缺乏病

维生素 A、锌和蛋白质缺乏时都可以出现暗适应能力下降，暗适应时间延长，一些眼部疾病如原发性视网膜色素变性等也可有暗适应能力下降。

### 频繁地眨眼睛和揉眼睛要注意

频繁眨眼医学上称为异常瞬目综合征，婴幼儿和年长儿的病因区别很大，对于婴幼儿来说，频繁眨眼和揉眼睛首先要除外一些眼部疾病，如角膜

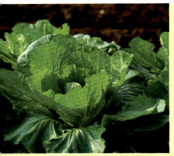

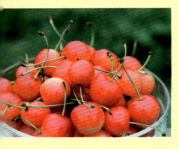

炎和结膜炎，先天性睑内翻和倒睫等引起的眨眼，其次要考虑维生素 A 缺乏。

### 宝宝总有病可能是维生素 A 缺乏

宝宝生病是妈妈最着急的事情，总是希望宝宝的病能快点儿好，能少得病。可是有些宝宝却反复生病，反复得感冒、肺炎、腹泻，这时妈妈总是认为宝宝免疫力太低，于是花很多钱购买这样那样的增强免疫力的药物给宝宝吃，结果效果并不好，这时妈妈不要忽视维生素 A 缺乏引起的免疫功能降低，看看你的宝宝是否有维生素 A 缺乏的表现。

### 解惑儿童免疫力

宝宝的免疫力是妈妈最关心的问题，有些妈妈总是愿意给宝宝吃一些增强免疫力的药物和食物，这是不科学的。人体的免疫力分细胞免疫和体液免疫两种，这两种免疫力在儿童期都是不完善的。

细胞免疫主要靠吞噬细胞和 T 淋巴细胞完成，这些细胞在出生时已很成熟，免疫功能低下是因为未接触抗原，机体没有免疫记忆的缘故。经常有妈妈抱怨宝宝以前在家从来没有病，一上幼儿园就开始反复有病，这是很正常的。宝宝的每次生病都是与病原体斗争的过程，通过这一过程产生免疫力和免疫记忆，不生病不代表免疫力高，生病也是对宝宝免疫器官的刺激和锻炼，所以没去幼儿园的宝宝也不要每天待在家里，应多进行户外活动，妈妈在宝宝生病时也不要过分担心。

体液免疫是由免疫球蛋白完成的，一部分免疫球蛋白可以通过胎盘从妈妈体内获得，足够维持宝宝生后 6 个月之用，6 个月以后来自母体的免疫球蛋白消失殆尽，而宝宝体内的免疫球蛋白要逐渐产生，一般要到 6～7 岁才能达到成人水平，这也就是为什么宝宝一般 6 个月以后容易生病，而上学后生病就明显减少的原因。

所以妈妈在不了解宝宝免疫状况的情况下，不要盲目给宝宝服用增强免疫力的药物，如果真想服用，必须去医院检查宝宝的免疫功能状态，看看究竟是细胞免疫功能低下，还是体液免疫功能低下，还是两者都低下，再有针对性地补充。需要强调的是选择增强免疫力的药物要在医生指导下，不要听信广告，很多免疫增强的药物在儿童中没有长期用药观察，远期副作用尚不明确，效果也无法保证。而且很多反复生病的孩子免疫功能的检测结果并未见明显低下，反而可能是免疫功能紊乱、免疫反应过强所致，滥用增强免疫力的药物只能事倍功半。

婴幼儿不主张用增强免疫力的药物，婴幼儿反复患呼吸道和消化道感染要注意营养素缺乏，如维生素 A 缺乏等，合理膳食、充足的睡眠、适量的户外活动才能让宝宝更健康。

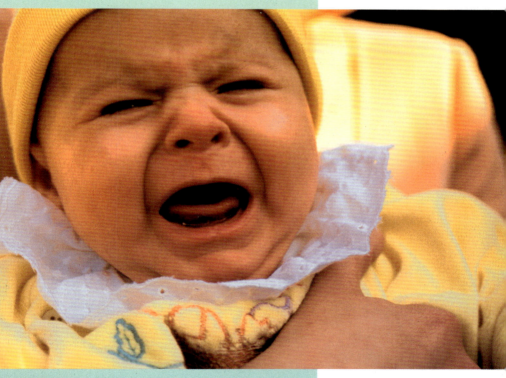

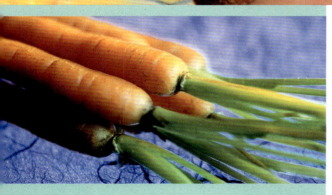

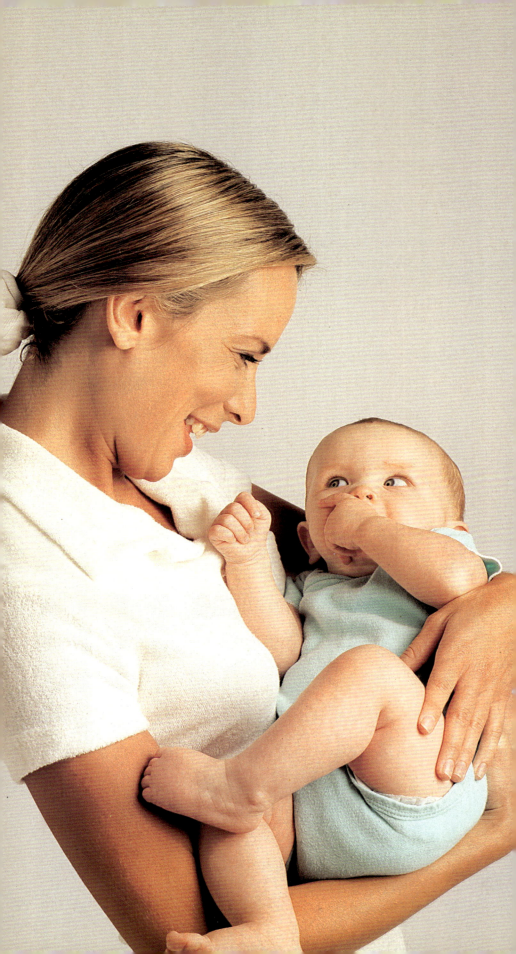

## 维生素A中毒

维生素A是脂溶性维生素，摄入过多会在体内蓄积引起一系列全身中毒症状。包括急性中毒和慢性中毒。婴幼儿急性中毒常是因一次性大量服用维生素AD制剂所致，儿童一次剂量超过30万单位可发生急性中毒，表现为兴奋、恶心、呕吐、烦躁不安。慢性中毒多是不遵医嘱长期摄入过量维生素A引起，婴幼儿每天摄入5万～10万IU，超过6个月即可出现中毒表现，但也有报道每日仅服2.5万IU，连续1个月就出现中毒表现的，说明对维生素A的耐受性存在个体差异。慢性中毒表现为皮肤和骨骼肌肉损伤，甚至肝损伤。

### 小贴士

婴幼儿好奇心强，对危险的防范能力差，妈妈一定要把药物放在宝宝够不到的地方，以免宝宝误食，一旦发现宝宝误服药物要立即去医院，因为误服药物后6小时内是洗胃的最佳时间。

### 婴幼儿维生素A的日需量和日可耐受最高摄入量

维生素A的需要量与生长发育成正比，1岁以内约1000IU维生素A，1～3岁为1300IU维生素A，IU代表国际单位。维生素A的日可耐受最高摄入量为6000IU。

### 小贴士

维生素A对宝宝的生长发育很重要，但不是越多越好。对膳食合理的宝宝，妈妈不需要每天给宝宝额外服用维生素A，每天总的维生素A摄入量不能超过推荐的日需量。治疗维生素A缺乏病要在医生观察指导下进行。此外，食动物肝脏要适量，不可每日都吃，以防维生素A摄入过多。

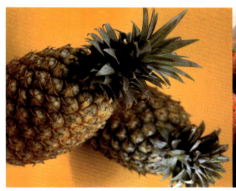
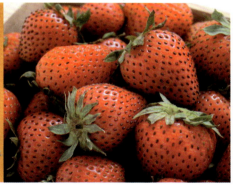

## 认识胡萝卜素血症

如果连续大量进食胡萝卜、南瓜、西红柿或橘子等富含胡萝卜素的食物，宝宝会出现皮肤发黄现象，以鼻尖、鼻唇沟、前额、手掌和足底部位明显，有些家长非常紧张，总怕宝宝肝功能有问题，此时要注意宝宝的眼巩膜颜色和尿色，如巩膜不黄，尿色正常，宝宝状态又很好，可能是胡萝卜素血症，不必恐慌，这种现象没有生命危险，无需特殊治疗，停止大量食入富含胡萝卜素的食物后皮肤黄染将在2～6周内消退。

## 维生素A缺乏病的预防

保证膳食营养均衡，经常食用富含维生素A和胡萝卜素的食物，一般不会出现维生素A缺乏病。新生儿和婴儿是维生素A缺乏的主要群体，故孕妇和乳母要多食富含维生素A的食物，以保证新生儿和婴儿的维生素A摄入，提倡母乳喂养，人工喂养时选用强化维生素A的配方奶，较大婴儿和幼儿要注意纠正不良饮食习惯。婴幼儿患病时要及时补充维生素A。

### 小贴士

孕妇过食维生素A对胎儿有害，可能导致婴儿骨骼畸形、泌尿生殖系统缺损以及腭裂。

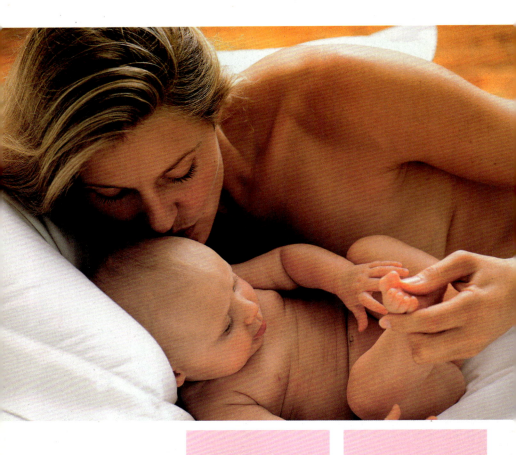

## （二）维生素B₁缺乏病

### 什么是维生素B₁缺乏病

维生素B₁缺乏病又称脚气病，是因维生素B₁（硫胺素）缺乏引起的全身性疾病，和我们常说的"脚气"不是一回事，"脚气"是足癣的俗名，是由真菌感染所引起的一种常见皮肤病。

### 维生素B₁的作用

维生素B₁在体内整个物质代谢和能量代谢中起关键作用，不仅影响糖代谢，还影响氨基酸、核酸和脂肪的代谢，并有保护神经系统的作用，还能促进食欲、促进胃肠道的正常蠕动和消化液的正常分泌。

### 婴幼儿易出现维生素B₁缺乏症

婴幼儿喂养不当和不良饮食习惯容易引发维生素B₁缺乏，如单纯母乳喂养未添加辅食；主食以精白米为主，不吃面食和粗粮，做饭时米淘洗次数过多，习惯吃捞饭不吃米汤，蔬菜切碎后浸泡过久，不喝菜汤，食物加工中经常加碱，挑食、偏食，这些因素都会引发维生素B₁缺乏。此外，疾病状态下补充不及时，也可造成一过性维生素B₁缺乏。

## 维生素 B₁ 的来源

维生素 $B_1$ 常与其他 B 族维生素同存于食物中，在肠道中吸收不完全，体内存储不多，容易出现缺乏。维生素 $B_1$ 广泛存在于谷类、豆类、坚果、酵母、肝、肉、鱼等食物中，谷类多存在于外胚层糠麸中。

## 早期发现婴幼儿脚气病

不同年龄儿童患脚气病表现不同，婴幼儿脚气病常突然起病，以神经系统（脑型）和心血管系统（心型）表现为主。国内近年报道的婴儿脚气病多以脑型为主，早期表现易被忽视。早期婴儿多烦躁不安，哭闹，声音哑，甚至发不出声音，逐渐出现乏力，精神状态不好，反应慢，有的出现抽搐、昏迷，诊断治疗不及时可出现死亡。心型病例往往不易被忽视，可突然出现烦躁不安，口唇发紫，呼吸费力，呼吸增快，踝部（脚脖子）出现水肿。婴幼儿不能及时、准确地表达自身的不适，所以妈妈和保育人员要经常观察婴儿的状态，及早发现异常情况。

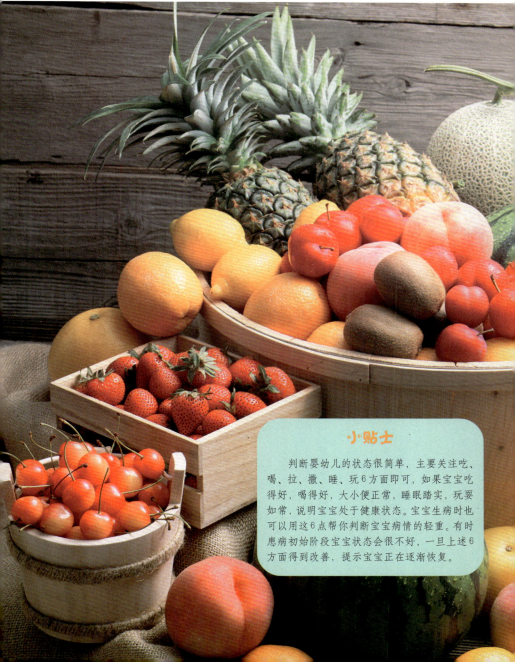

### 小贴士

判断婴幼儿的状态很简单，主要关注吃、喝、拉、撒、睡、玩6方面即可，如果宝宝吃得好，喝得好，大小便正常，睡眠踏实，玩耍如常，说明宝宝处于健康状态。宝宝生病时也可以用这6点帮你判断宝宝病情的轻重。有时患病初始阶段宝宝状态会很不好，一旦上述6方面得到改善，提示宝宝正在逐渐恢复。

### 先天性脚气病

是因为孕母怀孕过程中缺乏维生素B₁引起的，出生即出现典型表现，也有的婴儿出生时正常，4～5个月开始发病，表现为哭声无力，精神不振，不爱吃奶或吃奶时吸吮无力，过分爱睡觉，有时有手脚肿胀，多数病情轻，预后好，可喂哺母乳或配方乳，不久症状可消失。

## 小贴士

**维生素B₁日需量和日可耐受最高摄入量**

　　婴幼儿每日维生素B₁的推荐摄入量为0.2～0.3毫克／天，日可耐受最高摄入量为50毫克／天。

**维生素B₁缺乏病的预防**

　　合理喂养、纠正不良饮食和烹调习惯，疾病状态下及时补充维生素B₁。

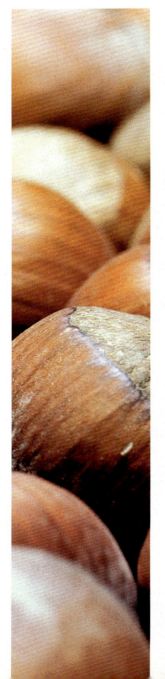
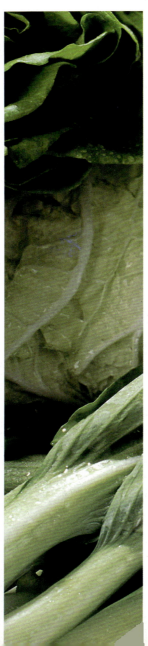
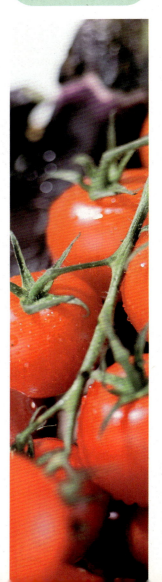

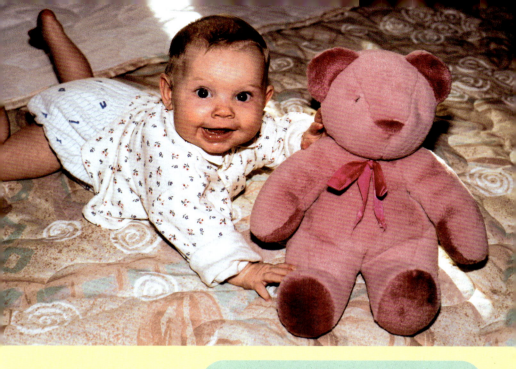

## 小贴士

宝宝患口角炎千万不要用舌头去舔，否则会加重皮肤干燥，更容易出现口角裂口和出血。冬春季节空气干燥，天气寒冷，妈妈要适当给宝宝补充维生素 $B_2$，以防口角炎。

## （三）维生素 $B_2$ 缺乏病

### 什么是维生素 $B_2$ 缺乏病

维生素 $B_2$ 缺乏病又称核黄素缺乏病，是因维生素 $B_2$（核黄素）缺乏引起的全身性疾病，是较常见的 B 族维生素缺乏病。

### 维生素 $B_2$ 作用

维生素 $B_2$ 是体内许多重要酶系统的组分，参与物质和能量代谢。

### 哪些宝宝容易患维生素 $B_2$ 缺乏病

维生素 $B_2$ 在体内存贮很少，当摄入不足或需要量增加时，则可能发生维生素 $B_2$ 缺乏。除疾病因素外，长期以大量淀粉类食物为主食，而又少食动物性蛋白质及新鲜蔬菜的宝宝更易患维生素 $B_2$ 缺乏症。新生儿出生后因黄疸接受光疗时容易出现医源性维生素 $B_2$ 缺乏。

### 维生素 $B_2$ 缺乏的食物来源

食物中以动物肝、肾、心等含维生素 $B_2$ 量较高，其次是奶及奶制品、禽蛋类、豆类及豆制品、谷类。一般蔬菜也含有少量的维生素 $B_2$。黄豆中含有丰富的维生素 $B_2$，黄豆生芽后其含量又可增加 2～4 倍。

### 早期发现维生素 $B_2$ 缺乏

维生素 $B_2$ 缺乏的表现比较典型，但一般不被重视。婴幼儿主要的表现是口角炎、唇炎、舌炎、睑缘炎和脂溢性皮炎。

口角炎和唇炎是维生素 $B_2$ 缺乏的主要表现，口角炎又叫"烂嘴角"，有的家长常误认为是宝宝上火，而吃一些去火药，这是不对的。小儿的口角炎多见于维生素 $B_2$ 缺乏或锌缺乏。一开始表现为口角湿润，黏膜开始发白，进而发红，痒，接着上皮脱落，出现口角裂纹、糜烂、出血、结痂，张口时常开裂出血。唇炎时口唇出现干燥、肿胀、裂纹出血、脱皮等。

舌炎在维生素 $B_2$ 缺乏时表现多样，常见的是舌两边对称性发红，因舌头有痛感与烧灼感，宝宝常常哭闹，拒绝进食；有的表现为舌面光滑，鲜红色，强光下可见红色中微微发蓝，还可表现为地图舌。

眼部主要是角膜炎和睑缘炎，宝宝怕光，有时看不清东西，容易流眼泪，外眼角经常发白，进而发红伴疼痛。

脂溢性皮炎常在鼻唇交界处、鼻翼、耳后、额部、眉间出现，看起来脸部有油腻感，局部皮肤不光滑，干燥、可见黄白色脱屑，皮屑剥脱后皮肤发红。

## 口角炎不是口腔溃疡

口角炎，就是老百姓所说的"烂嘴角"，多见于维生素B₂缺乏或锌缺乏。而口腔溃疡俗称"口疮"，是发生在口腔黏膜上的表浅性溃疡，大小可从米粒至黄豆大小、成圆形或卵圆形，溃疡面为凹且发白、周围充血，可因刺激性食物引发疼痛，宝宝得口腔溃疡时会烦躁哭闹，拒绝进食，多伴有流涎。小宝宝的口腔溃疡多由病毒感染引起，其中疱疹性口炎和手足口病是常见病因，患这两种病的宝宝除口腔黏膜上有溃疡外，多伴有发热，严重时因不能进食容易出现脱水和电解质紊乱。疱疹性口炎和手足口病引起的发热多是超过39℃的高热，在婴幼儿容易引发高热惊厥，所以小宝宝的口腔溃疡需要去医院就诊。

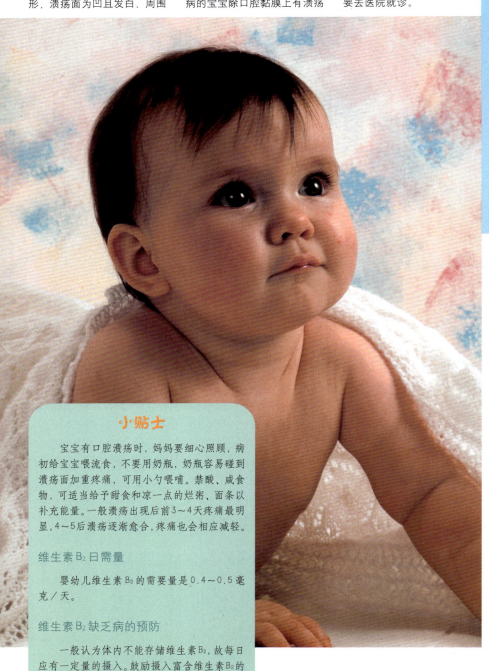

### 小贴士

宝宝有口腔溃疡时，妈妈要细心照顾，病初给宝宝喂流食，不要用奶瓶，奶瓶容易碰到溃疡面加重疼痛，可用小勺喂哺。禁酸、咸食物，可适当给予甜食和凉一点的烂粥、面条以补充能量。一般溃疡出现后前3～4天疼痛最明显，4～5后溃疡逐渐愈合，疼痛也会相应减轻。

**维生素B₂日需量**

婴幼儿维生素B₂的需要量是0.4～0.5毫克／天。

**维生素B₂缺乏病的预防**

一般认为体内不能存储维生素B₂，故每日应有一定量的摄入。鼓励摄入富含维生素B₂的食品，如肝、蛋、猪肉及牛奶等，合理喂养、纠正不良饮食习惯。接受光疗的新生儿注意同时补充维生素B₂。

## （四）维生素B₆缺乏及依赖症

### 什么是维生素B₆缺乏病

是由于缺乏维生素B₆引起的全身性疾病。

### 什么是维生素B₆依赖症

是先天性的酶结构和功能缺陷，也可因孕母在妊娠反应期服用过大剂量的维生素B₆引起，以致婴儿出生后需要依赖较大剂量的维生素B₃，否则会出现抽搐、贫血和氨基酸尿症。

### 维生素B₆的食物来源

广泛存在于各种食物中，肝、肉、全麦、大豆中含量最丰富，母乳、牛奶及谷类都含有适于人体需要量的维生素B₆。去糠和麸皮后维生素B₆可减少60%～80%，烹调可使食物中的维生素B₆减少25%。

### 什么样的宝宝容易出现维生素B₆缺乏病

乳母长期热量不足；牛奶加温过高；乳母口服避孕药可导致婴幼儿摄入不足；肺结核宝宝服用异烟肼治疗时；维生素B₆依赖症患儿。

### 婴儿维生素B₆缺乏病的表现

抽搐常为首发表现，全身性抽搐，惊吓可加重，幼儿可诉手脚发麻，也可有口角炎、舌炎和贫血表现。

### 小贴士

**维生素B₆日需量**

婴幼儿维生素B₆的需要量是0.3～0.5毫克/天。

**维生素B₆缺乏病的预防**

平衡膳食通常含有足够的维生素B₆，不需额外补充。但如小儿摄取高蛋白膳食时应适当补充。有维生素B₆依赖症时需给予大剂量的维生素B₆。

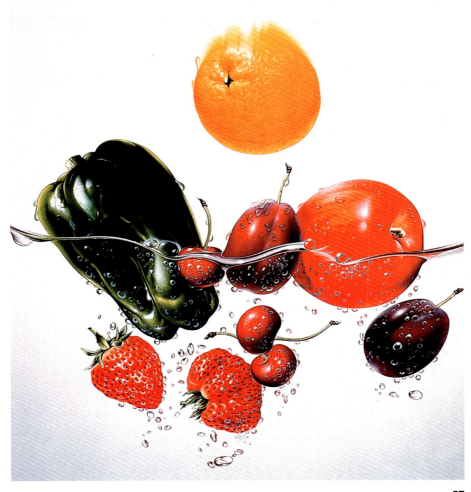

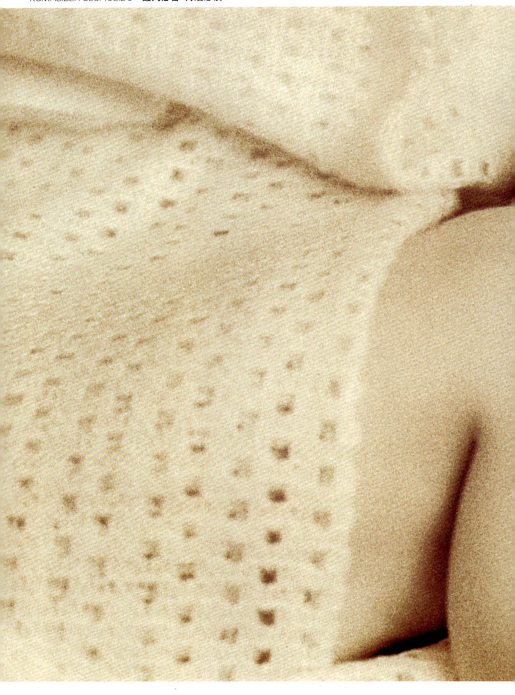

### （五）坏血病

#### 什么是坏血病

是由于长期缺乏维生素C所引起的全身性疾病。任何年龄均可发病，但多见于6～24个月的小儿。

#### 维生素C的作用

促进胶原蛋白合成，促进伤口愈合，增强机体抵抗力和抗氧化作用。

#### 维生素C的食物来源

维生素C广泛存在于水果和蔬菜中，如韭菜、菠菜、柿子椒等深色蔬菜，以及柑橘、红果、柚子等水果。野生的苋菜、苜蓿、刺梨、沙棘、猕猴桃、酸枣等含量尤其丰富。

#### 什么样的宝宝易患坏血病

人体内不能合成维生素C，必须从食物中获得，如孕母营养适当时，小儿出生后可有足够的维生素C储备，一般3个月内不会发生坏血病。母乳喂

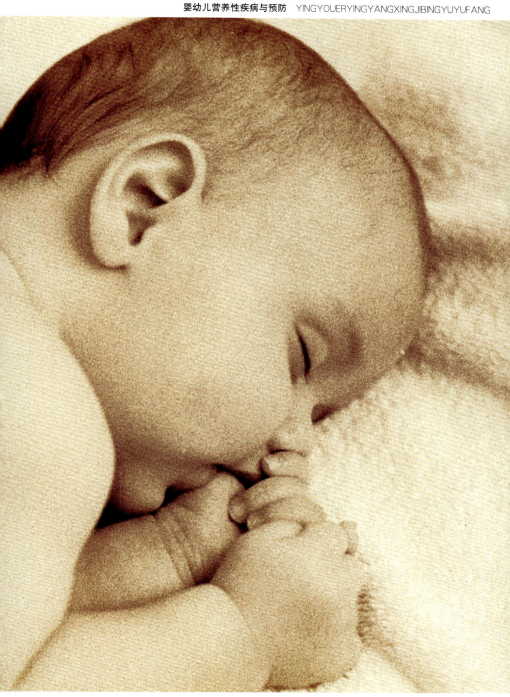

养儿不易出现坏血病。牛乳维生素C含量仅为母乳的四分之一，而且储存加工过程中破坏较多，所以用牛乳及未强化维生素C的配方乳或米粉喂养的小儿，如不及时补充维生素C易出现坏血病。幼儿期偏食，进食蔬菜和水果较少，也可发生坏血病。

小贴士

食物中加碱，微量的铜，剁、切、挤压蔬菜，食物加热煮沸时间过长，做好的菜肴放置过久会破坏食物中的维生素C，妈妈在加工食物过程中要注意不宜用铜锅，蔬菜以手撕为佳。

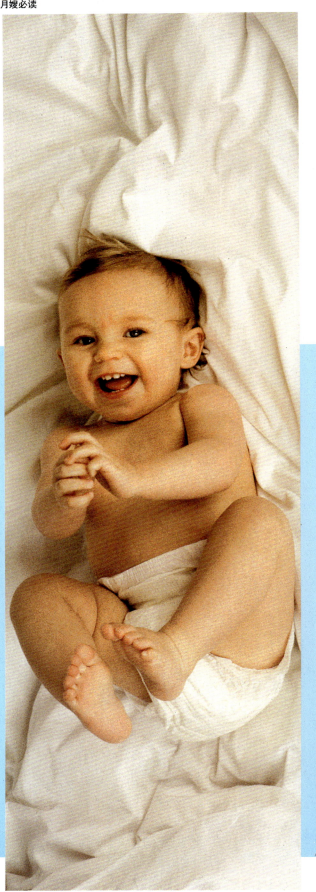

早期发现婴幼儿坏血病

　　坏血病早期的表现没有特殊性，宝宝会比较懒，经常没有力气，不爱吃饭，体重增长慢，脸色发白，爸爸妈妈要引起注意，病情发展宝宝会出现全身任何部位大小不等和程度不同的出血，下肢常因出血而出现肿痛，出牙后可有齿龈出血。

### 小贴士

维生素 C 的每日推荐摄入量

　　0～6个月：40毫克／天，6个月～1岁：50毫克／天，1～3岁：60毫克／天。早产儿则应每日给100毫克。

## 小贴士

**坏血病的预防**

　　母乳维生素 C 含量高，应提倡母乳喂养。新生儿出生后 2～4 周即应补充富含维生素 C 能被新生儿消化的饮食，如鲜橘挤出的汁、番茄汁等，4～5 个月开始喂菜泥。选择强化维生素 C 的婴儿配方奶粉，喂鲜牛奶的人工喂养儿每天都应补充适量的维生素 C。患病时维生素 C 消耗增多，应予较大剂量。

## 小贴士

　　妈妈在宝宝生病时为了让宝宝快点儿好，总会给宝宝买维生素 C 片服用，其实维生素 C 很脆弱，很容易在加工过程中被破坏掉，一些维生素 C 片做成好看的颜色和图案，添加了许多色素和香精，药效无法保证，妈妈还是以给宝宝吃新鲜的蔬菜和水果为好。

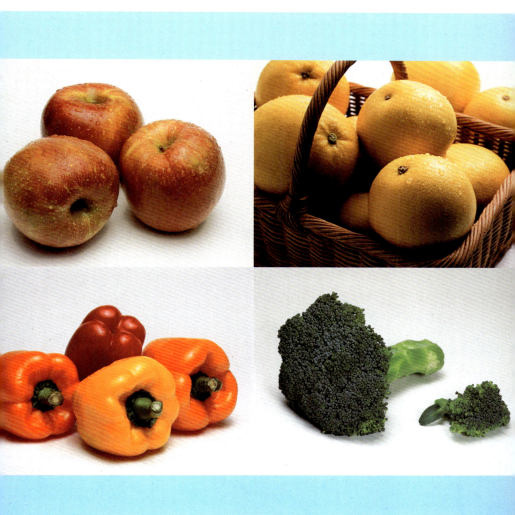

缺钙与佝偻病

妈妈通常很紧张宝宝的缺钙问题，一旦发现宝宝可能缺钙，便会积极予以补充。可是往往花了很多钱，补了很多种钙，效果却不理想，这是妈妈们普遍存在的认识误区。其实，缺钙只是维生素D缺乏性佝偻病的继发改变，其根本原因是维生素D缺乏，只有补充了维生素D，才能增加钙的吸收和利用，从而提高血钙水

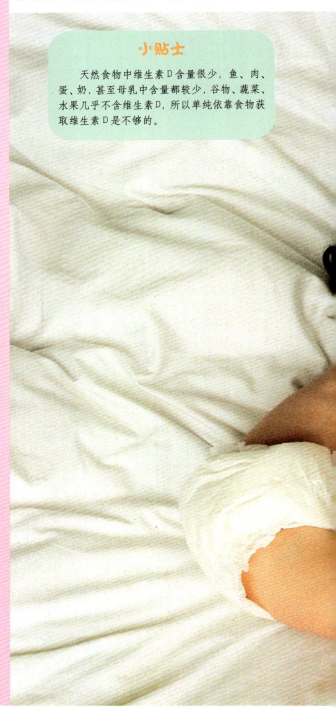

**小贴士**

天然食物中维生素D含量很少，鱼、肉、蛋、奶，甚至母乳中含量都较少，谷物、蔬菜、水果几乎不含维生素D，所以单纯依靠食物获取维生素D是不够的。

大量摄入维生素C也能中毒

维生素C少见明显毒性，但胃酸高者不宜多服，其分解代谢可产生草酸盐，超大剂量每日两克以上可导致泌尿系结石，并可造成对大剂量的依赖，还可有恶心、腹痛、腹泻等症状，故量不宜过大。

孕母长期大量服用维生素C还会导致流产。

如何服用维生素才更有效

维生素类药口服后主要由小肠吸收，饭前服用药物被迅速吸收入血，致使维生素在血液中的浓度增高，在尚未被人体利用之前即经过肾脏通过尿液排出体外，使药效明显降低，所以水溶性维生素易饭后服用。而脂溶性维生素则宜餐间服用。

(六)维生素D缺乏性佝偻病

什么是维生素D缺乏性佝偻病

是由于体内维生素D不足使钙、磷代谢紊乱而产生的以骨骼病变为特征的全身慢性营养性疾病。在我国多见于两岁以下的婴幼儿，北方发病率明显高于南方。

平，单纯盲目补钙只能事倍功半。

## 婴幼儿维生素 D 的来源

主要有三个来源：经胎盘从母体内获得的。妊娠期，特别是妊娠后期是胎儿体内维生素 D 贮存的关键阶段，充足的维生素 D，能满足小儿生后一段时间生长发育的需要。如果孕妇缺乏维生素 D 会导致新生儿维生素 D 不足；从食物中获得的外源性的维生素 D；皮肤经日光中的紫外线照射获得的内源性维生素 D，而内源性维生素 D 是人体内维生素 D 的主要来源。

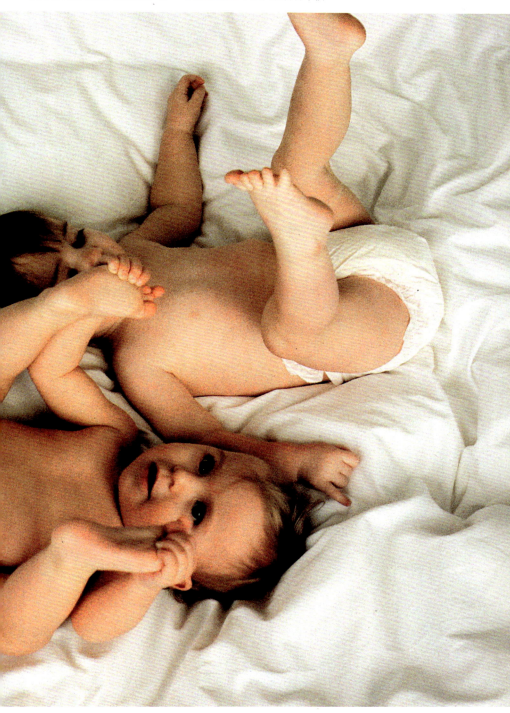

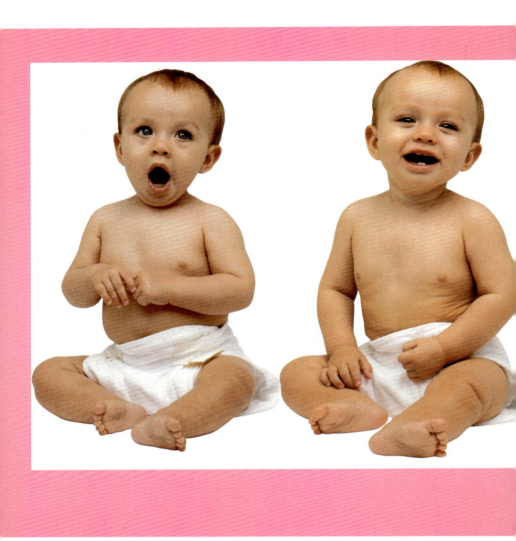

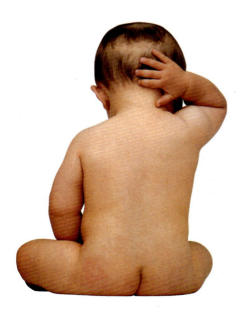

### 婴幼儿易患佝偻病的原因

最主要的原因是日光照射不足，户外活动少，内源性维生素D合成不足。我国北方冬季时间长，日照时间短，紫外线较弱更容易出现佝偻病。其次，婴幼儿生长发育迅速，维生素D需要多，食物来源有限，如不及时补充，也易导致维生素D缺乏。

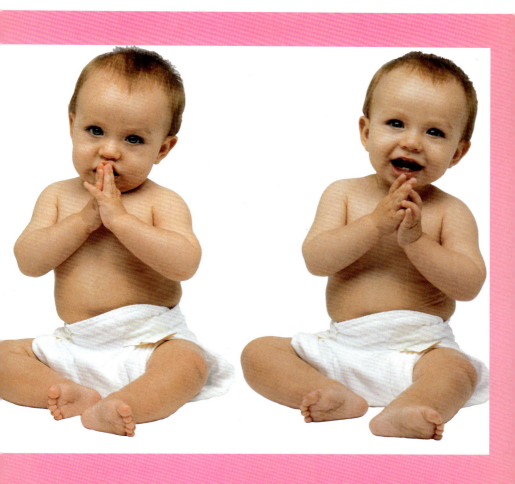

### 小贴士

皮肤经紫外线直接照射可合成内源性维生素D，这里强调的是直接照射，有些妈妈隔着居室的玻璃窗让宝宝接受紫外线照射，这是没有用的，因为合适波长的紫外线不能穿透玻璃窗，因此不能起到刺激皮肤合成内源性维生素D的作用。

### 小贴士

枕秃的出现有两个原因，一是与遗传有关，二是多种原因引起多汗，由于出汗引起头皮瘙痒，导致后脑勺儿部位与枕头反复摩擦产生脱发，即所谓的"磨头现象"，最终导致枕秃。也就是说，任何导致小儿出汗过多的因素都可引起枕秃，枕秃不是佝偻病的特有表现，佝偻病的孩子可以有枕秃，也可以没有枕秃，而有枕秃的孩子也不一定都有佝偻病。

### 6个月以内婴幼儿佝偻病的特点

这一时期的小儿主要是神经兴奋性增高的表现，总是哭闹，夜间经常没有原因的突然醒来而后大哭不止，睡眠不踏实，容易出汗，有时睡觉时枕头都是湿的，后脑勺儿常出现一圈头发稀少或没有头发的区域，即大家常说的枕秃。

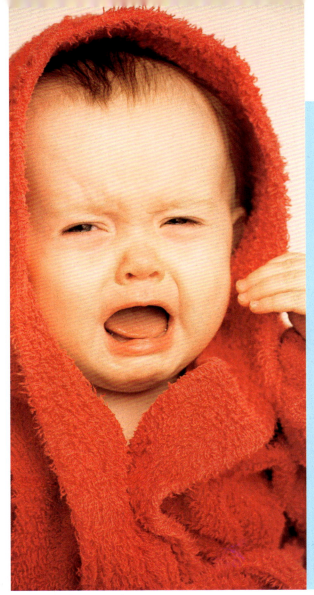

要及时辨明哭闹的原因

哭闹是婴幼儿对来自体内或体外的不良刺激的一种反应，引起哭闹的原因很多，要通过哭的声调、哭声强弱和哭声持续时间判断原因。佝偻病的孩子可表现为烦躁、易哭闹、睡眠不实，夜间尤为明显，但如果孩子哭闹不止应去医院就诊，以除外某些内科因素（如口腔炎、中耳炎、脑部疾病等）和外科急腹症引起的哭闹。

爱出汗未必都是病

这里重要的是区分生理性多汗还是病理性多汗。生理性多汗与小儿皮肤细嫩，含水分较多，毛细血管丰富，新陈代谢旺盛，自主神经调节功能不健全有关，表现为活动时容易出汗。如小儿入睡前活动过多和睡前进食，可造成入睡最初两小时之内出汗较多，这也是

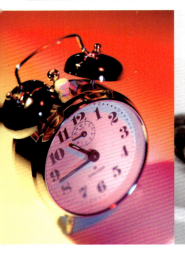
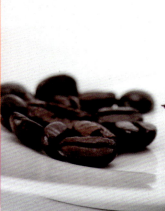
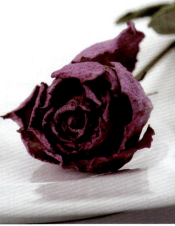

生理性多汗的常见原因。此外，一部分小儿多汗还与遗传有关，其父（母）也比较容易出汗。而病理性多汗是与疾病有关的，常见的是佝偻病和结核病，前者出汗以上半夜为主，后者则表现为整夜出汗，而且确定病理性多汗还要结合其他临床表现。

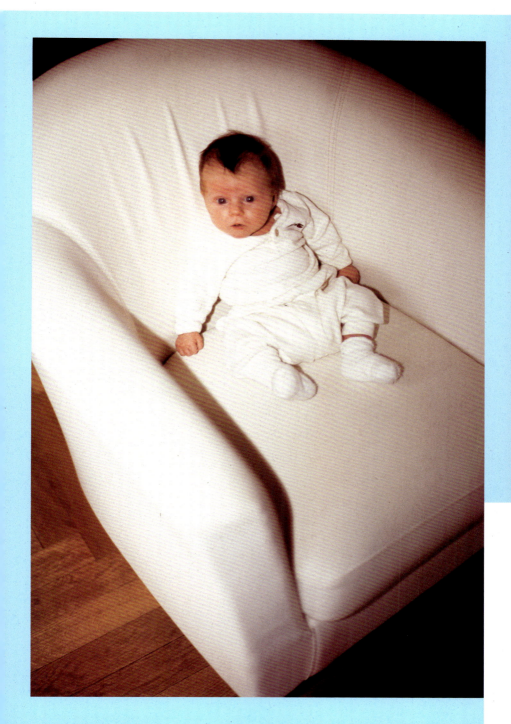

警惕佝偻病引发的抽搐

　　1岁以内的婴儿，特别是6个月以内的婴儿，如果佝偻病未得到早期诊断和系统治疗，可因体内血钙水平降低而出现抽搐，这种抽搐可一天内多次发生，抽搐持续时间不等，抽后活泼如常，不伴有发热。抽搐时宝宝意识丧失，任凭怎么叫也不答应，口吐白沫，脸和嘴唇发紫，四肢又紧又硬，有时还出现大小便失禁的现象，需及时就诊，但佝偻病引起的抽搐一般预后良好，不会影响脑和智力发育。

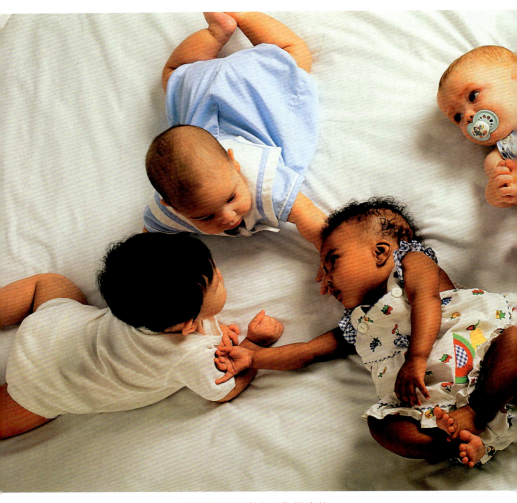

### 6个月至2岁小儿佝偻病的特点

除神经兴奋表现外还会出现骨骼改变，7~8个月的婴儿可有方颅，1岁左右出现鸡胸、漏斗胸、肋骨串珠和肋膈沟。小儿开始站立或行走后可出现"X"形腿或"O"形腿。

方颅是指小儿头颅从上至下看，头顶似一个方盒子。正常的头颅是圆弧形的，没有棱角，方颅是由于骨样组织在前额部和枕部堆积所致，使前额宽大，通常伴有头围增大。

鸡胸和漏斗胸：鸡胸因胸前壁凸起，状如禽类的胸骨而得名。漏斗胸则是一种胸前壁的凹陷畸形，状如漏斗，是两种常见的胸廓畸形，严重时可影响心肺功能，降低呼吸器官抵抗力。

肋骨串珠：从正面观可以看到因肋骨和肋软骨交界处骨样组织堆积导致的钝圆形的隆起，像一串珠子一样，一般在胸廓下端的肋骨处容易出现。

肋膈沟，即肋缘外翻，胸廓下缘肋骨向外翻后形成的沟。

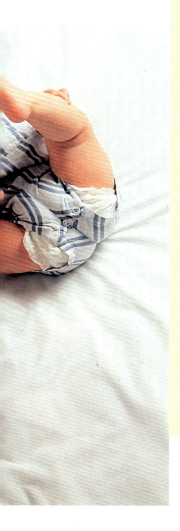

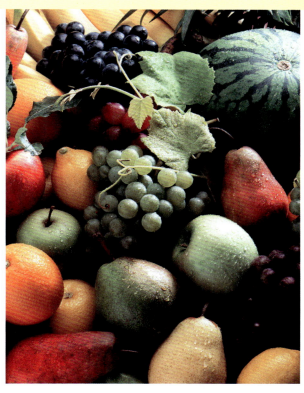

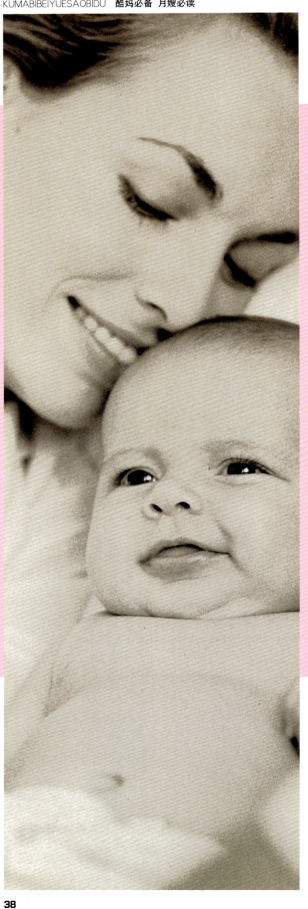

### 认识手足搐搦

　　较大婴儿和幼儿如果佝偻病未得到早期诊断和系统治疗，可因体内血钙水平降低而出现手足搐搦。这时宝宝突然手足痉挛（老百姓称为抽筋），双手腕部屈曲，手指并拢伸直，拇指向手心内收，踝关节同时伸直，足趾向下弯曲。

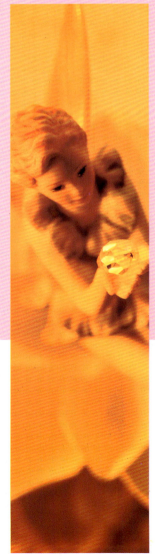

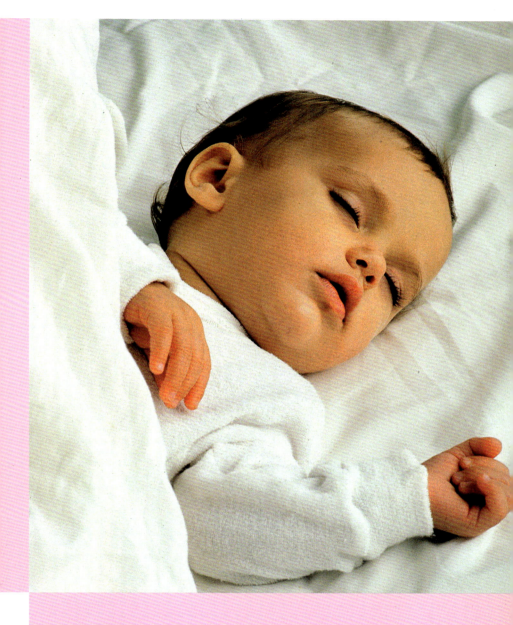

## 喉痉挛和喉炎能危及宝宝的生命

喉痉挛是因为佝偻病血钙降低引起，主要发生在1岁以内婴儿，因为喉部肌肉和声门的痉挛，宝宝突然吸气困难，发声困难，甚至窒息。而喉炎是儿童常见的急性上呼吸道感染，宝宝往往半夜发病或突然加重，早期就是声音哑，而后出现空空的咳嗽声，类似小狗叫，吸气困难，严重时因为吸气费力，肋骨间隙会明显下陷。这两种病都是儿科的急症，必须立即就医，否则会因气道突然阻塞出现窒息，甚至死亡。

## 什么是先天性喉喘鸣

是婴幼儿因喉部组织软弱松弛，吸气时组织塌陷，喉腔变小所引起的喉鸣，亦称喉软骨软化，常在出生后不久或者出生几个月后出现。

### 先天性喉喘鸣有什么表现

婴儿出生时呼吸尚正常，在出生后1～2个月逐渐发生喉鸣，多为持续性或间歇性加重。喉鸣仅发生在吸气时，可伴有吸气性呼吸困难。亦有平时喉鸣不明显，稍受刺激后立即发生者。有的与体位有关，仰卧时加重，俯卧或侧卧时轻。先天性喉喘鸣与喉痉挛和喉炎不一样，前者是慢性过程，多数患儿的全身情况尚好，哭声无嘶哑，很少因突发气道阻塞引起死亡。

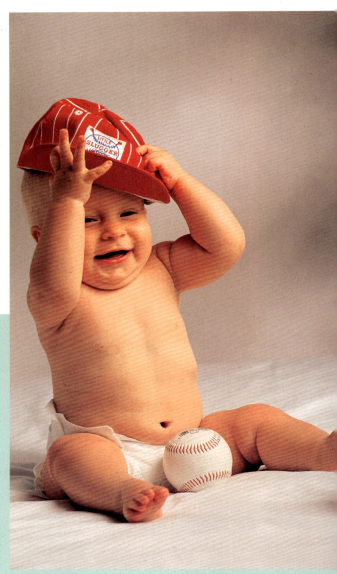

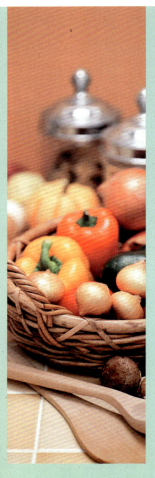

### 不要忽视先天性喉喘鸣

先天性喉喘鸣常见的原因有三种，一是由于母妊娠期营养不良，胎儿缺钙，喉软骨软弱所致，这是主要原因。二是吸气性构状软骨脱垂，比较少见。三是各种先天性喉及气管发育异常和后天性喉部疾病引发的喉鸣。临床上大约8%～10%的患先天性喉喘鸣的宝宝可能是喉部的囊肿或肿瘤引起的，所以对于有先天性喉喘鸣的宝宝应早去医院就诊，首先排除喉部肿瘤和先天发育缺陷，而不要盲目补钙，以免贻误诊断，错过最佳治疗时间。

### 宝宝有先天性喉喘鸣怎么办

若症状不重，先天性喉喘鸣一般到2～3岁常能自愈，不必过于担心，平时应注意预防受凉及受惊，以免发生喉炎加重喉阻塞。如发作较重，吸气困难，可调整婴儿体位，取侧卧位可减轻症状，偶有严重喉阻塞者，需行气管切开术。

### 2～3岁幼儿佝偻病的特点

这一时期又叫后遗症期，宝宝没有任何症状，只留有不同程度的骨骼畸形。

### 佝偻病引起的骨骼畸形不一定能恢复

佝偻病引起的骨骼畸形是否恢复与病情轻重有关，轻症患儿经系统治疗可不留有骨骼畸形，但重症患儿如未经系统及时的治疗、可留有不同程度的骨骼畸形或运动功能障碍，影响身体的美观，部分患儿必须外科矫形。所以妈妈要重视佝偻病的骨骼畸形。一旦发现要及时补充维生素D和钙剂，同时加强局部肌肉的锻炼，以将畸形程度减小到最低。如有胸廓畸形的孩子同时要多做抬头运动和扩胸运动，以加强胸部肌群的力量，而且婴儿期有中重度佝偻病的小儿也不主张过早行走，以防止下肢畸形。

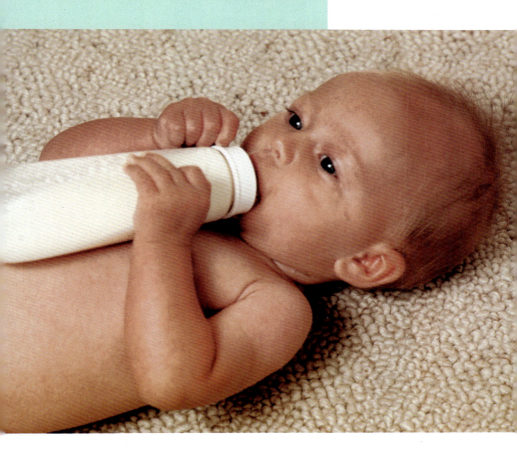

## 小贴士

**维生素D的日需量**

　　婴幼儿维生素D的日需量是400IU／日。

**维生素D缺乏性佝偻病的预防**

　　预防的关键在日光浴与适量维生素D的补充。孕妇在妊娠期应多到户外活动，食用富含钙、磷、维生素D以及其他营养素的食物。婴儿生后2～3周后即可让婴儿坚持户外活动，冬季也要注意保证每日1～2小时户外活动时间。早产儿、低体重儿、双胎儿生后两周开始补充维生素D800IU／日，3个月后改预防量400IU／日。足月儿生后两周开始补充维生素D400IU／日，至两岁。夏季户外活动多，可暂停服用或减量。一般可不加服钙剂。

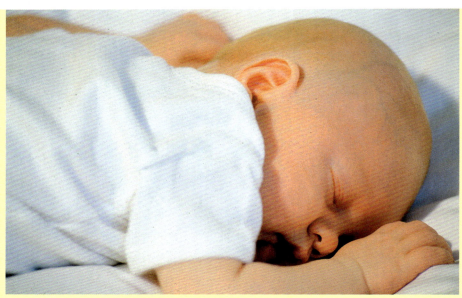

## 小贴士

　　冬季妈妈要给宝宝适量补充维生素D，有的妈妈认为自己的宝宝冬季也经常做户外活动，经常出去晒太阳，所以不需要补充维生素D。其实，冬季穿着的衣服较多，户外活动时间相对较短，紫外线强度弱，皮肤内源性维生素D合成往往不足，紫外线波长也不是促进维生素D产生的最佳波长，所以，每年冬季特别是北方地区的孩子应适量补充维生素D，以每年11月份到次年2月份为宜。

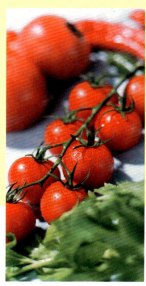

也是从2分钟开始，经过一个月的过渡期延长至20分钟左右。每日可做一次日光浴。

## 做日光浴的几点注意

不能让孩子着凉，可以先在室内打开窗户做，然后逐步地过渡到室外；阳光不可直射孩子的头部，可戴遮阳帽来保护头和眼不被太阳光直射；要选择晒太阳的时间：夏季不可暴晒，以免阳光灼伤孩子皮肤。冬季仍可坚持，可选阳光充足的中午在室内进行，分段暴露身体的局部。日光浴后要及时擦汗、洗澡、更换内衣，同时要及时补充水分，可喂凉白开水，也可喂稀释的果汁。孩子生病时或有皮肤病时不要做日光浴。

## 日光浴能治疗和预防佝偻病

内源性维生素D是体内维生素D的主要来源，其产生依靠日光中紫外线的照射，产生量与日照时间、波长和暴露皮肤的面积有关，日光浴能促进机体产生内源性维生素D，故能有效治疗和预防佝偻病。

## 正确进行日光浴

新生儿期可在室内打开窗户让阳光照射在孩子身上，但注意不要直接照射头部，特别是眼睛；满月后，孩子可以开始室外空气浴。从每次户外5分钟开始，渐渐地增加时间。日光浴必须渐进进行。当户外温度能达到20℃左右时，可以先晒晒孩子的手脚，4~5天后可将裤腿卷起来晒到膝盖，再过4~5天后可晒到大腿。按这种顺序，每过4~5天可多裸露一点，渐次为腹部→胸部→全身。2~6个月的婴儿每次时间

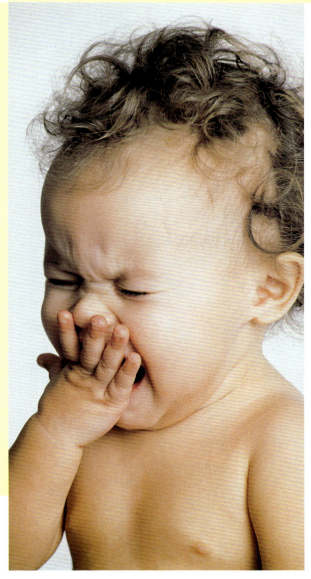

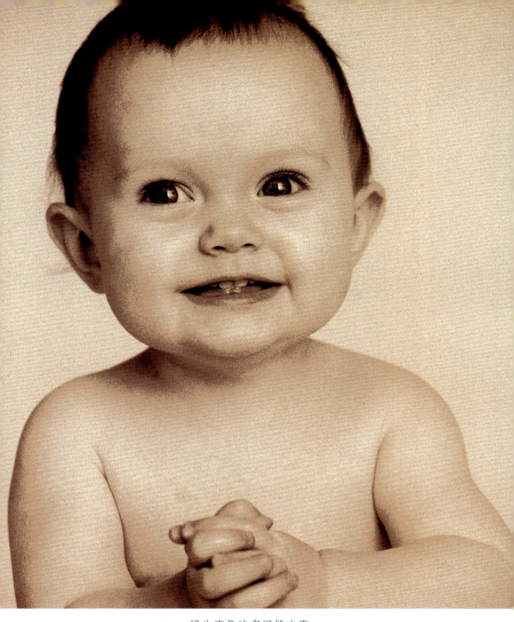

### 维生素D吃多了能中毒

维生素D是脂溶性维生素，摄入过多会在体内蓄积引起中毒。主要损害中枢神经系统、心血管系统和泌尿系统，有些损害是不可逆的，所以维生素D的补充要在医生指导下进行，膳食来源的维生素D不会过量或中毒。维生素D中毒剂量的个体差异很大，一般小儿每日服用2万IU～5万IU，或每日2000IU／千克体重，连续数周或数月即可发生中毒。敏感小儿每日4000IU，连续1～3个月即可中毒。

**小贴士**

慎补鱼肝油。鱼肝油是维生素A和维生素D的混合制剂，其中维生素A的含量是维生素D的10倍，维生素D缺乏性佝偻病以补充维生素D为主，如果用鱼肝油提供治疗量的维生素D，很容易造成维生素A中毒，所以一般不选择鱼肝油治疗佝偻病，一般选维生素$D_2$片，口服困难和病情较重时可选用维生素$D_3$肌肉注射。

### 钙针不能乱打

常有妈妈因为宝宝有佝偻病而去医院要求打钙针，其实所谓的钙针就是指维生素D₃肌肉注射，这可千万不能乱打。维生素D₃肌肉注射只用于重度佝偻病，口服治疗无效的或口服维生素D吸收不好的患儿，妈妈在不了解宝宝病情的情况下，不能随便注射维生素D₃，否则会因大量维生素D进入体内，使血钙水平突然降低而诱发抽搐发作。

### 维生素D₃能口服吗

目前市面上维生素D₃的口服制剂已有销售，但因口服维生素D₃服用要求很高，服用不当容易使维生素D₃失效，所以很难把握维生素D₃服用后的吸收利用情况，且一次服用维生素D₃后3个月内不能再补充其他维生素D制剂，所以目前大家普遍接受维生素D₂片为治疗佝偻病的首选药物。

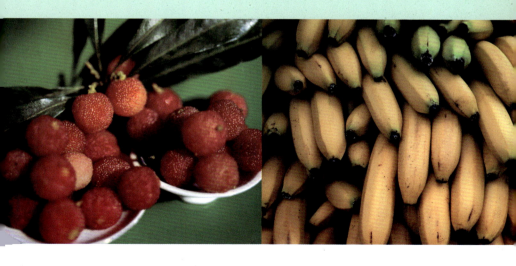

## （七）营养性贫血

### 婴幼儿常见的贫血类型有哪些

即营养性缺血性贫血和营养性巨幼细胞性贫血，6个月至2岁小儿多见。

### 婴幼儿贫血的诊断标准

血红蛋白低于110克/升即可诊断，血红蛋白在90～110克/升之间的属轻度贫血，60～90克/升之间的属中度贫血，30～60克/升之间的属重度贫血，低于30克/升的属极重度贫血。

### 什么是生理性贫血

出生后2～3个月血红蛋白可降至90～110克/升，这种一过性的贫血状态称为生理性贫血。生理性贫血是婴儿生长发育过程中出现的正常现象，是自限性的，所以无需治疗。一般在6个月左右即可恢复，如果超过这个时间，血红蛋白和红细胞计数仍低于正常水平，就可能患有贫血，需就诊并予以系统治疗。

### 哪些宝宝易患缺铁性贫血

胎儿从母体获得的铁以妊娠最后三个月最多，故孕母严重缺铁，早产儿、双胎儿或多胎儿会因先天储铁不足易于发生缺铁性贫血。但更多见于单纯乳类喂养而未及时添加含铁丰富的辅食的小儿。

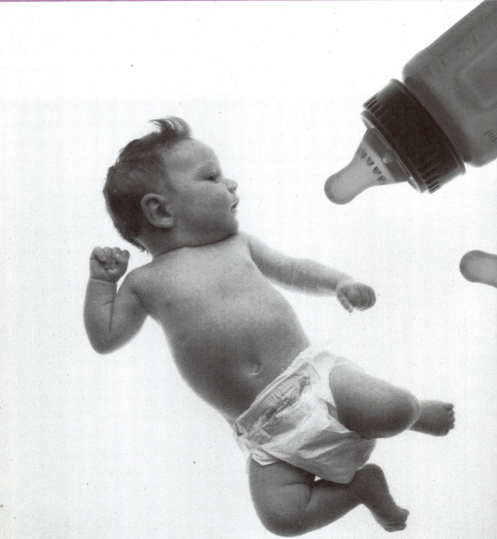

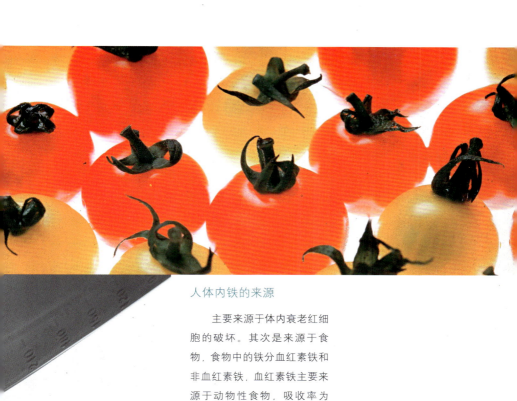

### 人体内铁的来源

　　主要来源于体内衰老红细胞的破坏。其次是来源于食物，食物中的铁分血红素铁和非血红素铁，血红素铁主要来源于动物性食物，吸收率为10%～25%，母乳和牛乳含铁量均低，但母乳的铁吸收率比牛乳高5～6倍，植物性食物的铁属非血红素铁，其吸收率明显低于血红素铁，约1.7%～7.9%。

### 铁的食物来源

　　动物肝脏、动物血、蛋黄、瘦肉、牡蛎、绿色蔬菜、桃、杏等。

### 婴幼儿患缺铁性贫血有什么表现

　　缺铁性贫血发病缓慢，有典型表现时血红蛋白已明显下降。缺铁性贫血时患儿皮肤黏膜苍白，面色黄白，不爱活动，容易疲劳，食欲减退，可以有异食癖和反甲，精神不集中，时而烦躁不安，时而表情淡漠，容易反复患呼吸道感染。

**小贴士**

　　缺铁性贫血时也伴有机体免疫力下降。

### 什么是异食癖

是指进食通常不能当做食物的东西，如泥土、煤渣、石灰、墙皮、纸屑、头发或布条等异物，有的孩子甚至达到不能控制的程度。异食癖不是营养性缺铁性贫血的特异表现，锌缺乏症和肠道寄生虫病（蛔虫症和钩虫症）也可出现异食癖。

### 什么是反甲

是一种指（趾）甲板畸形，为甲板表面变平，边缘翘起，指甲变薄，质脆易裂，表面粗糙、干脆、有条纹，严重者中央凹陷，在甲面上放一两滴水也不会流下，好像汤匙一样，故而又称为匙状甲。

### 什么是营养性巨幼细胞性贫血

是指缺乏叶酸和（或）维生素B$_{12}$引发的贫血。

### 小贴士

铁的日需量和可耐受最高摄入量

足月儿每日1毫克/千克体重，早产儿2毫克/千克体重，每日总量不超过15毫克。

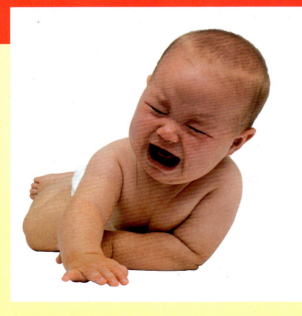

### 哪些宝宝容易缺乏叶酸和（或）维生素B$_{12}$

单纯乳制品喂养，即使是母乳喂养，如不及时添加辅食也会出现缺乏叶酸和维生素B$_{12}$缺乏，此外叶酸缺乏还多见于以羊乳喂养为主的小儿。

### 患营养性缺血性贫血和营养性巨幼细胞性贫血的宝宝看起来有什么不同

患营养性贫血的孩子都有

面色苍白、食欲减退和精神情绪的改变，但患营养性巨幼细胞性贫血的宝宝还表现为虚胖，面部浮肿，皮肤蜡黄，精神症状也更明显。

## 什么是动作发育倒退现象

有些宝宝本来都已经能独坐、会爬、能站立、会独立走了，可是一段时间内上述宝宝已经能做的动作突然都不会了，就是动作发育倒退，这是不正常的现象，是维生素$B_{12}$缺乏的典型表现，需及时治疗。

## 维生素$B_{12}$的食物来源

主要来自动物性食物，如肉、鱼、禽、蛋及贝壳类食物，乳类含量低，植物性食物如谷类、蔬菜、水果几乎无维生素$B_{12}$。

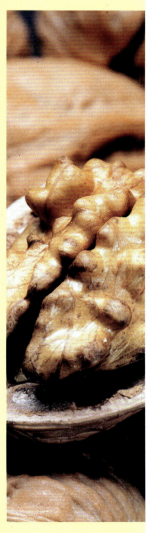

## 叶酸的食物来源

广泛存在于动植物性食物中，较丰富的有绿叶蔬菜，如甜菜、菠菜、芹菜等，豆类、坚果、梨、香蕉、柑橘等水果含量也很多，此外是动物肝、肾、蛋、鱼，各种乳制品则缺乏叶酸，以羊乳最少。

## 婴幼儿营养性缺铁性贫血都需要吃补铁药吗

治疗方法依贫血程度而定，一般轻度贫血可通过调整膳食结构，按时添加辅食来纠正，不需要吃补铁药。中重度贫血应注意查找原因，在祛除病因的前提下给予铁剂治疗。

### 小贴士

婴幼儿叶酸和维生素$B_{12}$的日需量

叶酸为每日0.1～0.2毫克。维生素$B_{12}$为0.5～1.0微克。

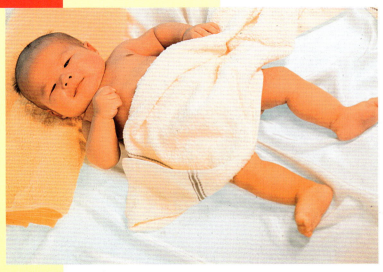

### 怎样补铁才能有效呢

目前在缺铁性贫血的补铁治疗上存在着一些令家长困惑的问题：有的家长花了很多钱购买各种铁剂（包括保健品），但效果不佳；有的家长给孩子增加了含铁丰富的食物并补充了铁剂，但血红蛋白上升仍不理想；有的家长给孩子铁剂治疗后血红蛋白迅速上升，但停药不久血红蛋白又下降了。那么应该怎样补铁才有效呢？首先要选择二价铁盐制剂，如硫酸亚铁、富马酸亚铁、葡萄糖酸亚铁、琥珀酸亚铁和多糖铁复合物，上述制剂的元素铁含量分别为20％、33％、12％、35％和46％，保健品疗效甚微。其次，补充在两餐之间空腹为宜，既可减少胃肠道反应，又可增加吸收，而且要与维生素C或富含维生素C的果汁同服，才能吸收的更好。再次，补铁要足疗程，一般在血红蛋白恢复正常后，还要继续补充两个月才能满足体内的铁需求。

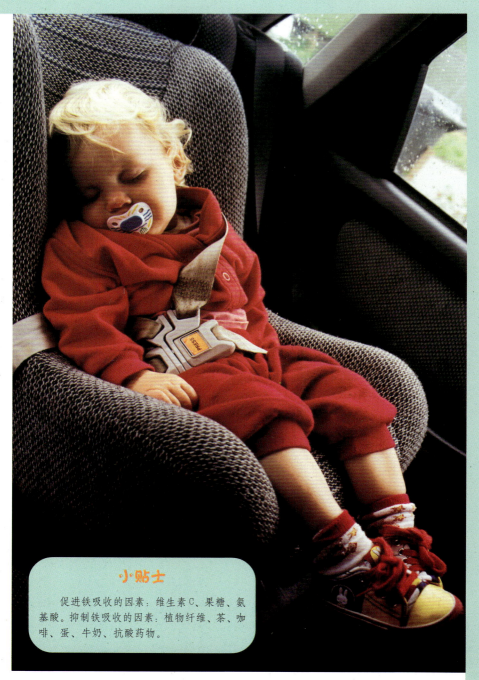

**小贴士**

促进铁吸收的因素：维生素C、果糖、氨基酸。抑制铁吸收的因素：植物纤维、茶、咖啡、蛋、牛奶、抗酸药物。

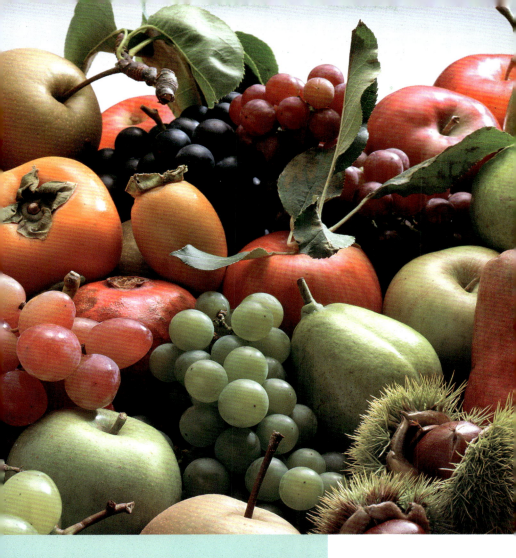

### 三、微量元素障碍

凡是占人体总重量的0.01%以下的元素，如铁、锌、铜、碘、锰、铬、硒、钒、钼、钴、氟等称为微量元素。微量元素虽然在人体内含量甚微，却是酶、激素、维生素、核酸的必要成分，参与生命的代谢过程，对人体非常重要。

### （一）锌缺乏症及锌中毒

#### 重视婴幼儿锌缺乏

根据国务院妇女儿童工作委员会办公室和中国儿童中心联合公布的最新调查结果，在各年龄段5种无机营养素（镁、铜、钙、锌、铁）不足中，达标最差的是锌，其中婴幼儿的锌缺乏比例是39%，也就是说平均每10个孩子中就有4人锌缺乏，锌营养已成为保护儿童健康的重要问题。

#### 锌的生理作用

锌是人体中一种必需的微量元素，广泛分布于骨质、牙齿、头发、皮肤、睾丸、肝脏和肌肉中，能参与体内多种酶的合成，是人体生长发育、生殖遗传、免疫、内分泌等重要过程中必不可少的物质；能促进生长发育和组织再生，对婴幼儿的生长发育尤为重要；增强免疫功能；促进智力发育；能改善味觉并促进食欲；保护视力，维持眼的暗适应能力。

#### 人体锌的主要来源

锌的来源主要由食物中摄取动植物含有的锌，其次是通过饮水能摄取小量的锌，通过呼吸能吸收空气中微量的锌。

#### 锌的食物来源

动物性食物不仅含锌量高，而且容易被吸收和利用，以牡蛎、鲱鱼等海产品含量最高，其次为肝、肉、蛋、全麦、糙米、大豆、花生及白菜、萝卜等，但植物性食物中的锌吸收较差，初乳中含锌高，其他阶段的母乳含锌量没有牛乳高，但吸收较好。

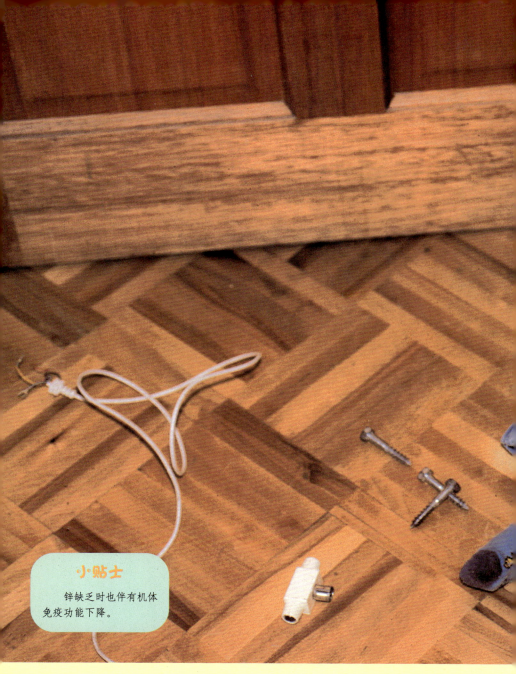

## 锌缺乏对婴幼儿危害大

锌缺乏时不仅导致婴幼儿生长发育迟缓，还可引起婴幼儿免疫功能低下，感染性疾病的发病率增高。

## 婴幼儿锌缺乏的表现

早期表现为味觉减退、食欲不振、偏食、挑食、异食癖，严重者会出现消化功能减退、机体免疫功能下降和智能发育迟缓，还可有地图舌、反复口腔溃疡、伤口愈合慢、暗适应能力差等。国内学者的新近研究还证实，食欲不振和反复呼吸道感染的程度与血锌水平成正比。

## 哪些因素能导致婴幼儿锌缺乏

主要有四方面：其一，摄入不足，特别是婴儿未及时添加动物性食物和添加时间不当者。研究表明，辅食添加的种类及时间对婴儿血锌含量影响较大，婴儿4～6个月添加蛋黄及6～8个月添加肉类、肝类、鱼类，可显著改善婴幼儿的锌缺乏状况，人工喂养儿比母乳喂养儿更易出现锌缺乏。其二，腹泻使锌吸收减少。其三，婴幼儿生长发育迅速，锌需要量增加，不及时补充极易出现锌缺乏。其四，各种原因导致锌丢失过多，婴幼儿常见的是出汗过多，特别是夏季。

## 钙针不能乱打

常有妈妈因为宝宝有佝偻病而去医院要求打钙针　其实所谓的钙针就是指维生素D₃肌肉注射，这可千万不能乱打。维生素D₃肌肉注射只用于重度佝偻病，口服治疗无效的或口服维生素 D 吸收不好的患儿，妈妈在不了解宝宝病情的情况下，不能随便注射维生素 D₃，否则会因大量维生素 D 进入体内，使血钙水平突然降低而诱发抽搐发作。

## 维生素 D₃ 能口服吗

目前市面上维生素D₃的口服制剂已有销售，但因口服维生素 D₃ 服用要求很高，服用不当容易使维生素 D₃ 失效，所以很难把握维生素D₃服用后的吸收利用情况，且一次服用维生素 D₃ 后 3 个月内不能再补充其他维生素 D 制剂，所以目前大家普遍接受维生素D₂片为治疗佝偻病的首选药物。

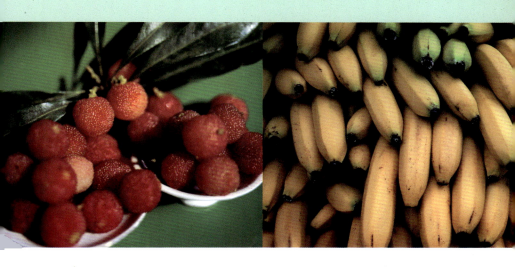

（七）营养性贫血

### 婴幼儿常见的贫血类型有哪些

即营养性缺血性贫血和营养性巨幼细胞性贫血，6 个月至 2 岁小儿多见。

### 婴幼儿贫血的诊断标准

血红蛋白低于110克/升即可诊断，血红蛋白在90～110克/升之间的属轻度贫血，60～90克/升之间的属中度贫血，30～60克/升之间的属重度贫血，低于 30 克／升的属极重度贫血。

### 什么是生理性贫血

出生后 2～3 个月血红蛋白可降至 90～110 克／升，这种一过性的贫血状态称为生理性贫血。生理性贫血是婴儿生长发育过程中出现的正常现象，是自限性的，所以无需治疗。一般在 6 个月左右即可恢复，如果超过这个时间，血红蛋白和红细胞计数仍低于正常水平，就可能患有贫血，需就诊并予以系统治疗。

### 哪些宝宝易患缺铁性贫血

胎儿从母体获得的铁以妊娠最后三个月最多，故孕母严重缺铁，早产儿、双胎儿或多胎儿会因先天储铁不足易于发生缺铁性贫血。但更多见于单纯乳类喂养而未及时添加含铁丰富的辅食的小儿。

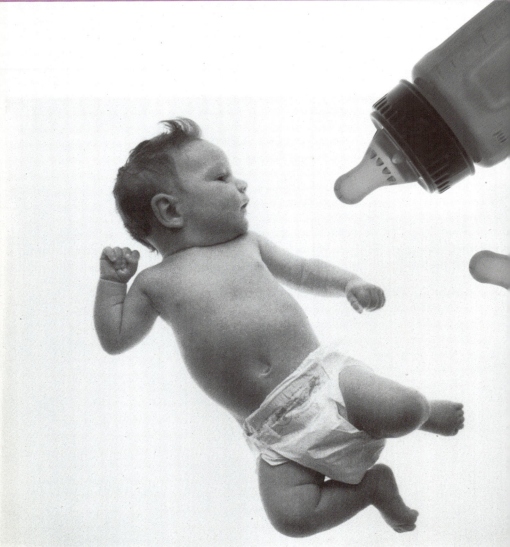

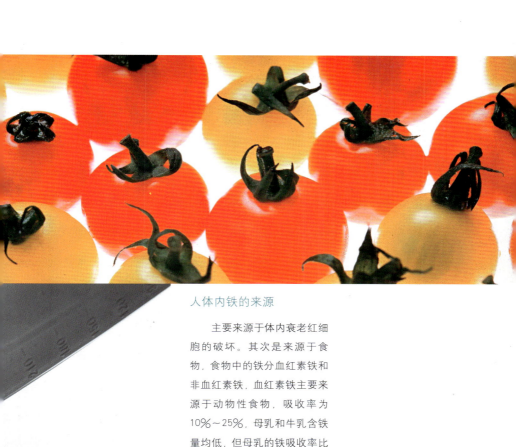

### 人体内铁的来源

　　主要来源于体内衰老红细胞的破坏。其次是来源于食物，食物中的铁分血红素铁和非血红素铁，血红素铁主要来源于动物性食物，吸收率为10%～25%，母乳和牛乳含铁量均低，但母乳的铁吸收率比牛乳高5～6倍，植物性食物的铁属非血红素铁，其吸收率明显低于血红素铁，约1.7%～7.9%。

### 铁的食物来源

　　动物肝脏、动物血、蛋黄、瘦肉、牡蛎、绿色蔬菜、桃、杏等。

### 婴幼儿患缺铁性贫血有什么表现

　　缺铁性贫血发病缓慢，有典型表现时血红蛋白已明显下降。缺铁性贫血时患儿皮肤黏膜苍白，面色黄白，不爱活动，容易疲劳，食欲减退，可以有异食癖和反甲，精神不集中，时而烦躁不安，时而表情淡漠，容易反复患呼吸道感染。

**小贴士**

　　缺铁性贫血时也伴有机体免疫力下降。

### 什么是异食癖

是指进食通常不能当做食物的东西，如泥土、煤渣、石灰、墙皮、纸屑、头发或布条等异物，有的孩子甚至达到不能控制的程度。异食癖不是营养性缺铁性贫血的特异表现，锌缺乏症和肠道寄生虫病（蛔虫症和钩虫症）也可出现异食癖。

### 什么是反甲

是一种指（趾）甲板畸形，为甲板表面变平，边缘翘起，指甲变薄，质脆易裂，表面粗糙、干脆、有条纹，严重者中央凹陷，在甲面上放一两滴水也不会流下，好像汤匙一样，故而又称为匙状甲。

### 什么是营养性巨幼细胞性贫血

是指缺乏叶酸和（或）维生素B12引发的贫血。

---

**小贴士**

铁的日需量和可耐受最高摄入量

足月儿每日1毫克／千克体重，早产儿2毫克／千克体重，每日总量不超过15毫克。

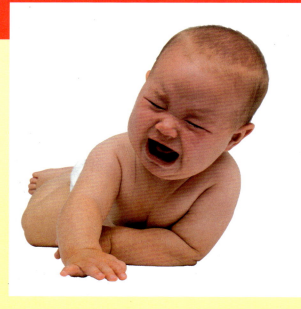

### 哪些宝宝容易缺乏叶酸和（或）维生素B12

单纯乳制品喂养，即使是母乳喂养，如不及时添加辅食也会出现缺乏叶酸和维生素B12缺乏，此外叶酸缺乏还多见于以羊乳喂养为主的小儿。

### 患营养性缺血性贫血和营养性巨幼细胞性贫血的宝宝看起来有什么不同

患营养性贫血的孩子都有

面色苍白、食欲减退和精神情绪的改变，但患营养性巨幼细胞性贫血的宝宝还表现为虚胖，面部浮肿，皮肤蜡黄，精神症状也更明显。

## 什么是动作发育倒退现象

有些宝宝本来都已经能独坐、会爬、能站立、会独立走了，可是一段时间内上述宝宝已经能做的动作突然都不会了，就是动作发育倒退，这是不正常的现象，是维生素$B_{12}$缺乏的典型表现，需及时治疗。

## 维生素 $B_{12}$ 的食物来源

主要来自动物性食物，如肉、鱼、禽、蛋及贝壳类食物，乳类含量低，植物性食物如谷类、蔬菜、水果几乎无维生素$B_{12}$。

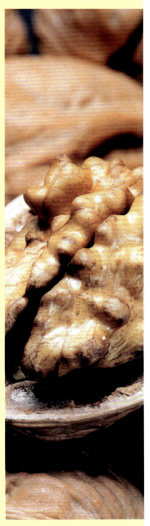

### 叶酸的食物来源

广泛存在于动植物性食物中，较丰富的有绿叶蔬菜，如甜菜、菠菜、芹菜等，豆类、坚果、梨、香蕉、柑橘等水果含量也很多，此外是动物肝、肾、蛋、鱼，各种乳制品则缺乏叶酸，以羊乳最少。

### 婴幼儿营养性缺铁性贫血都需要吃补铁药吗

治疗方法依贫血程度而定，一般轻度贫血可通过调整膳食结构，按时添加辅食来纠正，不需要吃补铁药。中重度贫血应注意查找原因，在祛除病因的前提下给予铁剂治疗。

### 小贴士

婴幼儿叶酸和维生素$B_{12}$的日需量

叶酸为每日$0.1\sim0.2$毫克。维生素$B_{12}$为$0.5\sim1.0$微克。

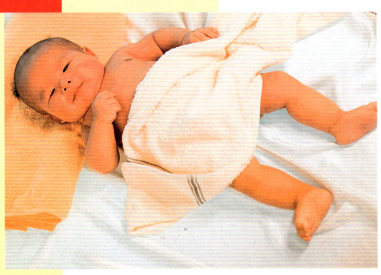

### 怎样补铁才能有效呢

目前在缺铁性贫血的补铁治疗上存在着一些令家长困惑的问题：有的家长花了很多钱购买各种铁剂（包括保健品），但效果不佳；有的家长给孩子增加了含铁丰富的食物并补充了铁剂，但血红蛋白上升仍不理想；有的家长给孩子铁剂治疗后血红蛋白迅速上升，但停药不久血红蛋白又下降了。那么应该怎样补铁才有效呢？首先要选择二价铁盐制剂，如硫酸亚铁、富马酸亚铁、葡萄糖酸亚铁、琥珀酸亚铁和多糖铁复合物，上述制剂的元素铁含量分别为20%、33%、12%、35%和46%，保健品疗效甚微。其次，补充在两餐之间空腹为宜，既可减少胃肠道反应，又可增加吸收，而且要与维生素C或富含维生素C的果汁同服，才能吸收的更好。再次，补铁要足疗程，一般在血红蛋白恢复正常后，还要继续补充两个月才能满足体内的铁需求。

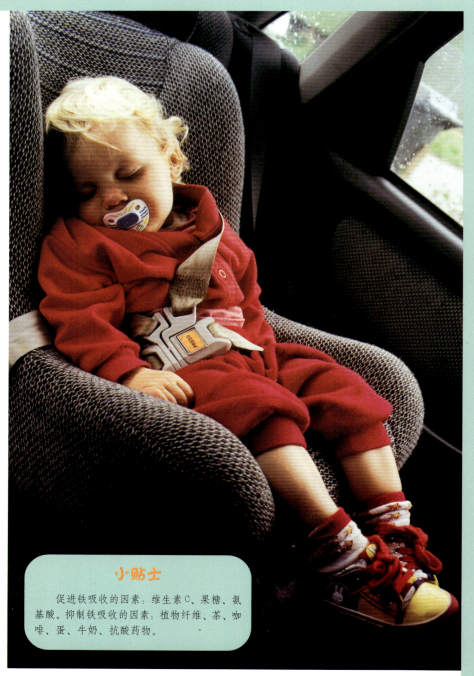

### 小贴士

促进铁吸收的因素：维生素C、果糖、氨基酸。抑制铁吸收的因素：植物纤维、茶、咖啡、蛋、牛奶、抗酸药物。

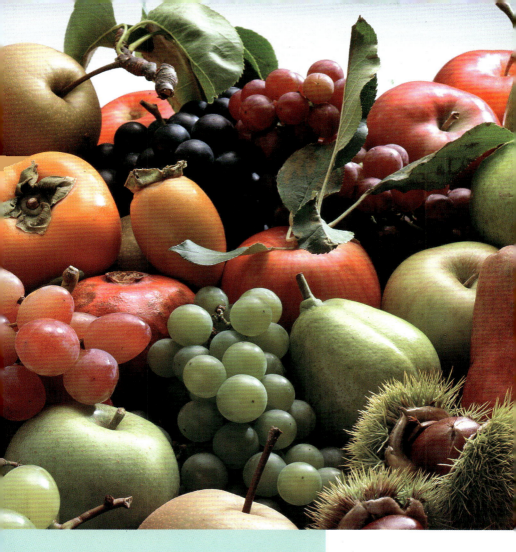

### 三、微量元素障碍

凡是占人体总重量的0.01%以下的元素,如铁、锌、铜、碘、锰、铬、硒、钒、钼、钴、氟等称为微量元素。微量元素虽然在人体内含量甚微,却是酶、激素、维生素、核酸的必要成分,参与生命的代谢过程,对人体非常重要。

#### (一)锌缺乏症及锌中毒

##### 重视婴幼儿锌缺乏

根据国务院妇女儿童工作委员会办公室和中国儿童中心联合公布的最新调查结果,在各年龄段5种无机营养素(镁、铜、钙、锌、铁)不足中,达标最差的是锌,其中婴幼儿的锌缺乏比例是39%,也就是说平均每10个孩子中就有4人锌缺乏,锌营养已成为保护儿童健康的重要问题。

##### 锌的生理作用

锌是人体中一种必需的微量元素,广泛分布于骨质、牙齿、头发、皮肤、睾丸、肝脏和肌肉中,能参与体内多种酶的合成,是人体生长发育、生殖遗传、免疫、内分泌等重要过程中必不可少的物质;能促进生长发育和组织再生,对婴幼儿的生长发育尤为重要;增强免疫功能;促进智力发育;能改善味觉并促进食欲;保护视力,维持眼的暗适应能力。

##### 人体锌的主要来源

锌的来源主要由食物中摄取动植物含有的锌,其次是通过饮水能摄取小量的锌,通过呼吸能吸收空气中微量的锌。

##### 锌的食物来源

动物性食物不仅含锌量高,而且容易被吸收和利用,以牡蛎、鲱鱼等海产品含量最高,其次为肝、肉、蛋、全麦、糙米、大豆、花生及白菜、萝卜等,但植物性食物中的锌吸收较差,初乳中含锌高,其他阶段的母乳含锌量没有牛乳高,但吸收较好。

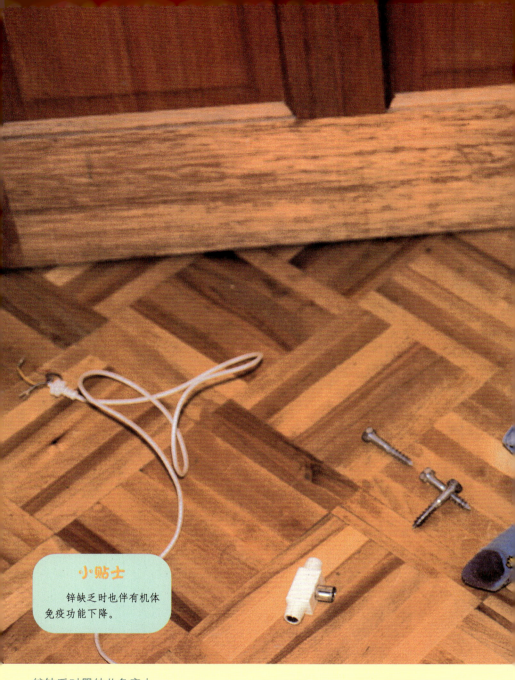

### 锌缺乏对婴幼儿危害大

锌缺乏时不仅导致婴幼儿生长发育迟缓，还可引起婴幼儿免疫功能低下，感染性疾病的发病率增高。

### 婴幼儿锌缺乏的表现

早期表现为味觉减退、食欲不振、偏食、挑食、异食癖，严重者会出现消化功能减退、机体免疫功能下降和智能发育迟缓，还可有地图舌、反复口腔溃疡、伤口愈合慢、暗适应能力差等。国内学者的新近研究还证实，食欲不振和反复呼吸道感染的程度与血锌水平成正比。

### 哪些因素能导致婴幼儿锌缺乏

主要有四方面：其一，摄入不足，特别是婴儿未及时添加动物性食物和添加时间不当者。研究表明，辅食添加的种类及时间对婴儿血锌含量影响较大，婴儿4～6个月添加蛋黄及6～8个月添加肉类、肝类、鱼类，可显著改善婴幼儿的锌缺乏状况，人工喂养儿比母乳喂养儿更易出现锌缺乏。其二，腹泻使锌吸收减少。其三，婴幼儿生长发育迅速，锌需要量增加，不及时补充极易出现锌缺乏。其四，各种原因导致锌丢失过多，婴幼儿常见的是出汗过多，特别是夏季。

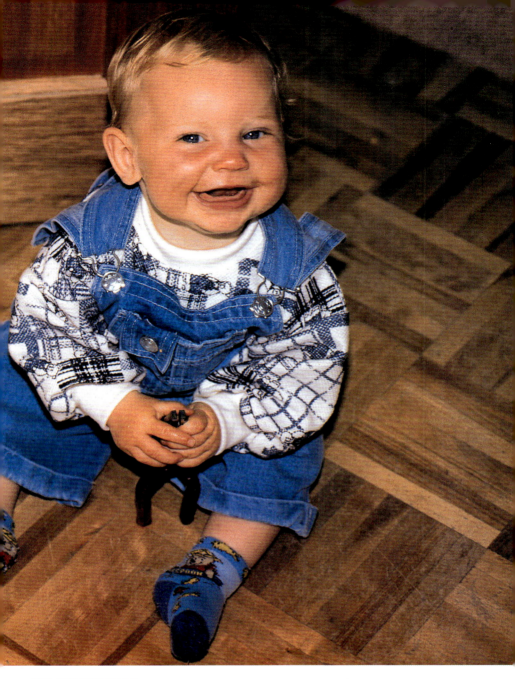

### 锌缺乏的高危婴幼儿

包括母亲怀孕期间摄入锌不足者、早产儿、非母乳喂养儿、过分偏食者、患佝偻病者、过分好动者、生活环境缺锌者。

### 如何确定孩子有锌缺乏症

如家长发现孩子食欲不好，厌食，生长发育迟缓，容易反复患呼吸道感染，可去医院就诊，通过测定血清锌和作餐后血清锌浓度反应实验进一步确诊。

### 锌和钙是否可以同时服用？

锌和钙同属二价金属离子，同时服用可相互干扰吸收，故原则上不提倡并用。但人体内含钙的总量为1000～1500克，为锌量的5000～7500倍；同时钙的日补充量也大，故同时服用不会有太大的干扰。但如果确有锌钙同时缺乏，最好将钙剂和锌剂轮替服用。

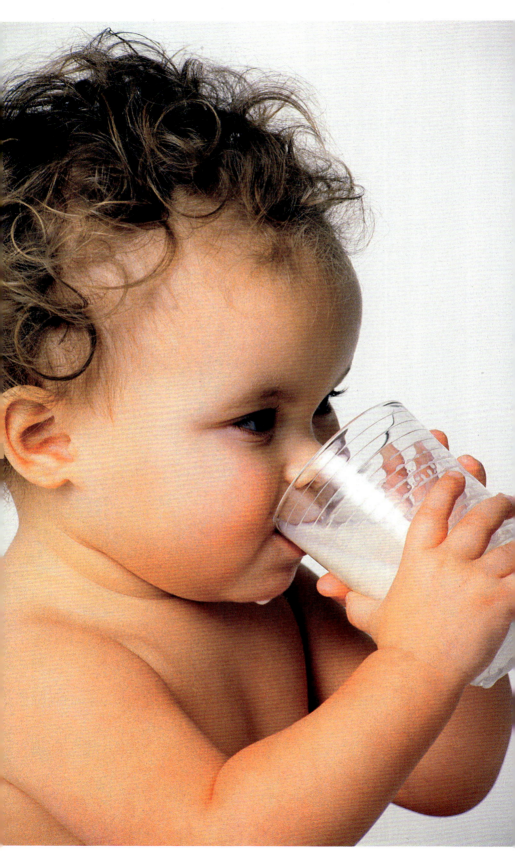

## 影响锌吸收的饮食因素

补锌效果与饮食因素密切相关，如牛奶不利于锌的吸收，含纤维素和植物酸多的食物也不利于锌的吸收，如大米、玉米、白面，蔬菜中的芹菜、菠菜、韭菜等，所以锌剂不宜与牛奶、米饭、面食和这类蔬菜等同时服用。氨基酸能促进锌的吸收，应鼓励缺锌的孩子多吃瘦肉、猪肝、鱼类和蛋黄等动物性食物，这些动物性食物除含锌量高外，所含动物蛋白质会分解产生氨基酸而促进锌的吸收。

## 警惕夏季的锌缺乏

炎热的夏天出汗增多，加之夏季胃肠道疾病高发，锌从汗液和消化液中丢失较多，容易出现锌缺乏，所以，夏季除补充水，适当补盐外，补锌也很重要。

## 过量补锌能中毒

一般来说锌剂的毒性很小，但剂量过大也可引起恶心、呕吐、胃部不适等消化道刺激症状，甚至脱水和电解质紊乱。长期服用高浓度的锌盐可抑制铜的吸收而造成贫血，损害免疫器官和免疫功能，影响中性粒细胞及巨噬细胞的活力，抑制吞噬作用，同样不容忽视。

## （二）硒缺乏症

### 重视硒缺乏

硒是人体生命中不可缺少的微量元素之一。自从1973年联合国卫生组织将硒列为人体必需微量元素以来，包括中国在内的各国科研机构研究发现：癌症、心血管疾病、糖尿病、白内障、哮喘等17类疾病都和低硒有关。硒在防癌、抗癌、预防和治疗心血管疾病、克山病、大骨节病等方面的重要作用已为世人所公认。目前，硒对儿童健康影响的研究已日益引起重视。儿童硒缺乏较普遍，可导致儿童生长发育迟缓、免疫力降低、心肌疾病、重金属中毒、营养不良、肝病、贫血等，且硒缺乏易被忽视，若得不到及时治疗，对儿童的健康、生长发育以及生存质量会有重要影响。

### 硒的食物来源

动物内脏和海产品含量丰富，肉类、乳品、谷物次之，水果蔬菜较低。

### 与硒缺乏有关的因素

硒的摄入量不足是主要因素，如土地处于严重缺硒和低硒地带及喂养不当，人工喂养婴儿的血硒低于母乳喂养婴儿，或长期单用米糕、面糊、米饭、炼乳等碳水化合物类食品喂养，又不添加辅食，饮食结构不合理、偏食厌食亦可造成硒缺乏；硒的吸收障碍：如长期腹泻、慢性痢疾，慢性肝炎等，均可影响硒的吸收；需要量的增加：处在生长发育旺盛时期的儿童，当机体处于非常时期时（如患病期间），机体的代谢加速，对硒的需求增加，此时就可能出现硒缺乏。

### 硒缺乏对婴幼儿的不利影响

硒缺乏多见于4岁以下婴幼儿，主要影响生长发育，硒水平与小儿体格发育尤其是身高体重的增长呈正相关；其次，影响免疫功能，临床观察发现，缺硒儿童易患反复呼吸道感染、肺炎、厌食、腹泻、心肌炎；硒作为人体必需微量元素，参与维生素、叶酸及铁代谢，硒缺乏易造成贫血；还可导致近视眼。

> **小贴士**
>
> 硒缺乏时也伴有肌体免疫功能下降。

警惕硒缺乏

　　硒缺乏广泛存在，但由于其起病隐匿、临床症状不明显而容易被忽视，当小儿出现免疫功能低下、各种感染、特别是反复呼吸道感染、心肌病变、哮喘、重金属中毒（铅中毒）、贫血、近视眼（无家族遗传史）等，都应该考虑微量元素硒的缺乏。

小贴士

硒的日需量

　　1 岁以下为 15 微克，1～3 岁为 20 微克。

硒缺乏的预防

　　主要以调整饮食为主，改善饮食结构，合理配膳，纠正不良饮食习惯，如提高母乳喂养，增加海鲜、蘑菇、大蒜、洋葱、鸡蛋、瘦肉的供给。

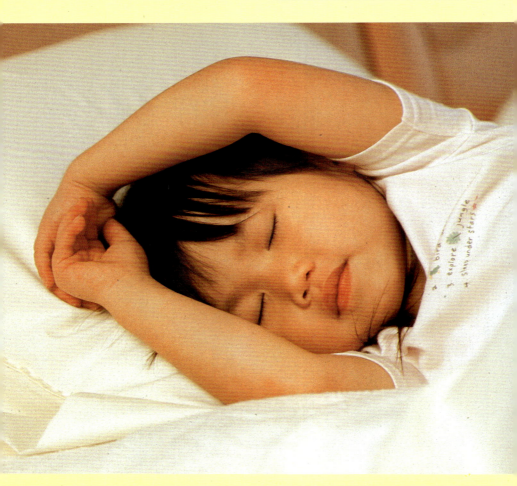

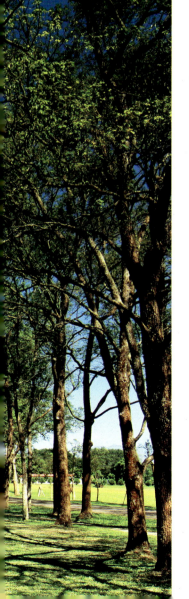

### （三）铅中毒

#### 高度重视婴幼儿铅中毒

我国近10年来在非铅作业污染区，铅中毒的发生率总体呈下降趋势，但仍可达10%～30%，远远超过发达国家水平。值得注意的是：新近研究结果提示年长儿铅中毒率明显下降，而婴幼儿高铅血症和铅中毒的发生率却有增高趋势，6个月～3岁婴幼儿血铅水平随年龄增加而增加，年龄越小铅中毒所占比例越大，其中6个月～1岁婴儿铅中毒比例最高，男童高于女童。

#### 铅不是营养素

铅是一种具有神经毒性的重金属元素，在人体内无任何生理功能，其理想的血浓度为零。但由于环境中铅的普遍存在，绝大多数人体中均或多或少存在，当铅在体内的存在量超过一定水平时就会对人体的健康产生危害，造成神经、生殖等系统的疾患。

#### 婴幼儿更容易发生铅中毒

研究表明，在非铅污染区，消化道摄入是婴幼儿铅中毒的主要途径。婴幼儿常有的手口习惯是其出生后血铅急速上升的主要原因，儿童血铅水平与手口动作频率成正比。此外，婴幼儿生长发育迅速、皮肤薄嫩，对铅中毒的敏感性和铅吸收率都很高，排铅能力又弱，因此更容易出现铅中毒。

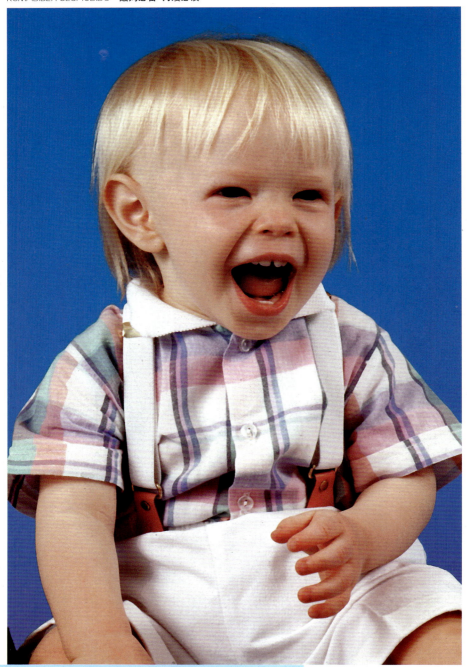

## 铅中毒对婴幼儿的危害

　　应该强调的是铅中毒所造成的损害是不可逆的和多方面的，其危害程度与体内血铅水平成正相关，主要影响婴幼儿智能、行为和体格生长发育，并可导致免疫功能下降和听力损害。铅具有亲神经毒性，因此对神经系统影响最大，高铅儿总智商、操作智商、语言智商、动作及人际适应运动能力、视听觉反应速度、注意力都明显落后。身高和体重发育也明显落后，研究表明，血铅每上升 10μg／L，身高将下降 1.3cm。铅中毒婴幼儿因免疫功能紊乱，易患反复呼吸道、消化道感染和自身免疫性疾病。

### 小贴士

　　铅中毒时也伴有免疫功能下降。

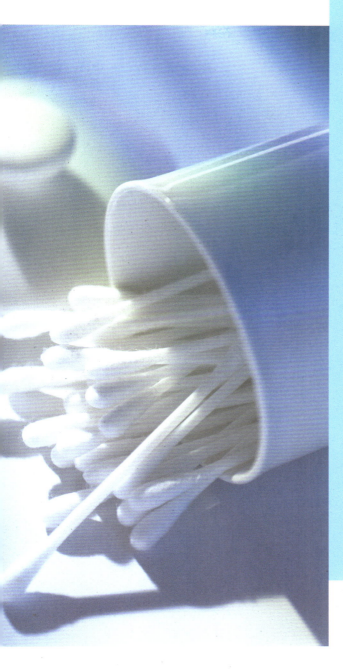

胀，运动耐力差或近期内明显下降，运动时气喘心慌；易出汗、夜惊，持续性哭闹；齿龈边缘有黑色的铅线等。

## 胎儿期铅暴露会影响婴儿的智力发育

铅可以通过母亲的胎盘和乳汁传播给下一代，如果母亲怀孕时处在铅污染较重的环境中，即使本人没有明显的铅中毒症状，子代也会受影响，导致出生后智力发育不良。所以，准妈妈最好做一个血铅检查，工作环境铅污染较重的女性（比如从事冶金、蓄电池等行业，或是交警、环卫工人等）怀孕期间也要定期检查，血铅超标时及时调换工种。

## 婴幼儿铅中毒的高危因素

据统计，目前我国婴幼儿血铅水平的显著影响因素依次是不勤洗手、经常吃膨化食品、偏（挑）食、不常补钙和锌及经常居室装修，也就是说，不良的饮食和生活习惯是铅中毒发生的高危因素。

## 哪些情况提示孩子可能有铅中毒

铅中毒的发展是一个缓慢的过程，从铅暴露到出现症状约3～6个月，早期并无典型的临床表现，但如出现下列情况，家长应该警惕血铅过高：

经常头痛或头晕，先轻微后剧烈；恶心，不想吃东西，注意力不集中，上课时分心、开小差；记性差，脾气急，好吵架和打架；经常肚子疼、厌食、腹泻、便秘，或便秘与腹泻交替；面色苍白，体弱无力，头昏脑

### 确定铅中毒的最佳方法

**最准确的是血铅检测。**

### 哪些孩子需要定期检测血铅水平

目前在我国血铅水平不是普遍筛查内容，但对生活或居住在高危地区的6岁以下儿童及其他高危人群应进行定期监测：

①居住在冶炼厂、蓄电池厂和其他铅作业工厂附近的。

②父母或同住者从事铅作业劳动的。

③同胞或伙伴已被明确诊断为儿童铅中毒的。

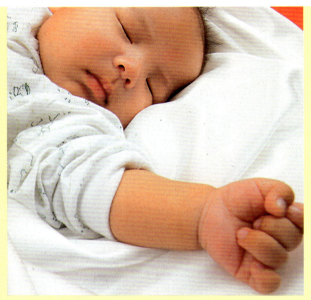

### 什么是高铅血症？

连续两次静脉血铅水平为100～199mg／L者。

### 什么是铅中毒

铅中毒：连续两次静脉血铅水平≥200mg／L者。依据血铅水平，又可分为轻、中、重度铅中毒，血铅水平200～249mg／L者为轻度铅中毒；血铅水平250～449mg／L者为中度铅中毒；血铅水平≥450mg／L者为重度铅中毒。

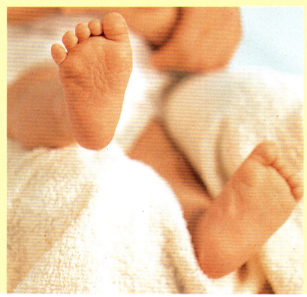

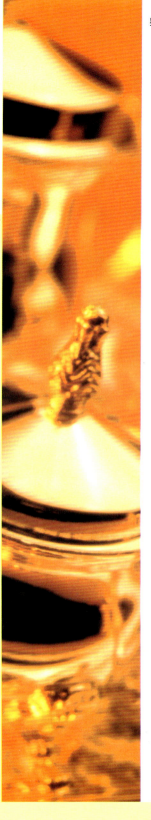

### 铅与微量元素的关系

铅和微量元素中的锌、铜、铁、钙、镁都是二价金属离子，在体内竞争载体蛋白，直接影响其他营养素的吸收和利用，特别是对锌、铁、钙影响较大，所以，铅中毒时往往同时伴有锌缺乏、贫血和佝偻病，补充锌、铁、钙能促进铅的排泄，预防和协助治疗铅中毒。

### 铅中毒的孩子都需要药物排铅吗

不是的。铅中毒的处理要在医生指导下进行。轻度铅中毒只需脱离铅污染源，规范卫生习惯和进行营养干预即可；对中度及以上铅中毒儿童才需要在脱离铅污染源的同时，遵医嘱进行驱铅治疗，家长千万不可自购药品和保健品给婴幼儿进行驱铅治疗。

### 婴幼儿铅中毒的预防

铅中毒是完全可以预防的，但婴幼儿活动范围大，自我保护意识差，父母要从生活细节入手，预防铅中毒。内容包括：

①养成良好的卫生习惯，勤洗手，特别是饭前洗手，勤剪指甲，避免经常吮手指和咬玩具，少吃零食，水果削皮后再吃，不吃松花蛋和爆米花，不能用长时间滞留在管道中的自来水为儿童调制奶粉或烹饪，早上自来水自流3～5分钟后再食用。

②玩具和用品要经常清洗，保持干净，用食品袋盛装食品时，防止塑料袋上的字、画或商标与食品特别是油脂类食品和酸性食品（如油条、山楂糕、泡菜等）直接接触，避免使用陶器或碗内绘有彩色花纹的器皿盛装食品。

③不要带儿童到铅作业工厂附近散步、玩耍，不要在家中用油漆美化墙壁，避免接触成人化妆品和反复家庭装修。

④直接从事铅作业的家庭成员下班前必须更换工作服和洗澡，不应将工作服和儿童衣服一起洗涤，不应在铅作业场所（或工间）为孩子哺乳。

⑤以煤作为燃料的家庭应多开窗通风，孕妇和儿童尽量避免被动吸烟。

⑥均衡营养，膳食中供给充足的钙、锌、铁、维生素C、维生素B族以及蛋白质，有益于减少体内铅的负荷和危害。

## 四、小儿单纯性肥胖

### 什么是小儿单纯性肥胖

是由于长期能量摄入超过人体的消耗，使体内脂肪过度积聚、体重超过一定范围的一种营养障碍性疾病。

### 重视小儿肥胖

我国小儿肥胖率逐年增高，目前约5％～8％，肥胖是一种营养障碍性疾病，小儿肥胖不仅影响小儿健康和生长发育，有些小儿因为肥胖导致多种心理疾病，且儿童期肥胖可延续到成人，容易引起高血压、糖尿病、冠心病、胆石症、痛风等疾病，因此小儿肥胖应引起社会和家庭的高度重视。

### 婴儿期肥胖不容乐观

引起肥胖的主要原因是脂肪细胞数目增多或体积增大。人体脂肪细胞数量的增多主要在出生前3个月、生后第一年和11～13岁三个阶段，若肥胖发生在这三个时期，即可引起脂肪细胞数目增多性肥胖，治疗较困难且易复发。而不在脂肪细胞数目增多阶段出现的肥胖，多表现为脂肪细胞体积的增大，治疗起来比较容易。婴儿期就是指生后第一年，这一时期既要保证营养供给，又要避免肥胖，所以科学合理喂养和均衡膳食结构至关重要。

### 别让母乳喂养吃出小胖孩儿

母乳喂养固然好，但不同阶段的母乳成分和量的变化很大，初乳量少但营养最丰富，9～10个月以后的乳汁主要以脂肪成分为主，所以妈妈一定要规范合理地给宝宝添加辅食，较大婴儿单纯给予母乳喂养已不能满足宝宝的生长需要，而富含脂肪成分的母乳只会吃出小胖子。

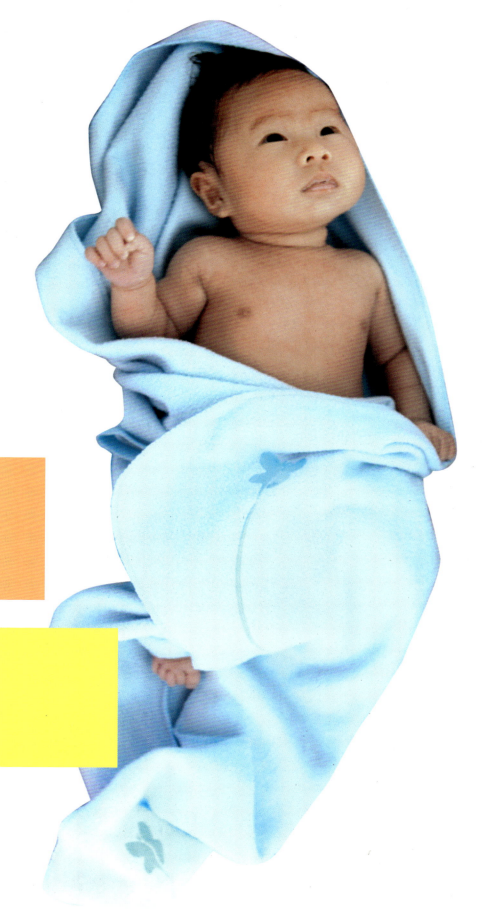

### 婴幼儿肥胖发生的关键期

生后6~8个月，这一阶段是脂肪细胞数目增长最迅速的阶段。

### 如何诊断肥胖症

肥胖症可发生于任何年龄，小儿体重超过同性别、同年龄平均体重的20％以上即可诊断。

### 婴幼儿肥胖能否发展为成人期肥胖？

不一定，这主要取决于生活方式。

### 哪些宝宝容易发生肥胖

孕母孕期特别是怀孕后三个月营养过量、体重增长过多是子代生后肥胖的孕期影响因素；人工喂养、过早添加固体食物（生后1~2个月）和断奶过早是婴幼儿期促进单纯性肥胖的喂养因素；主食量、肉食量多，蔬菜水果吃得少，进食过快是肥胖的摄食因素；室内外活动量少，过分溺爱的宝宝都容易发生肥胖。

### 婴幼儿期肥胖的预防

主要强调母乳喂养，按实际需要量适度喂养，生后3个月内不吃固体食物。在生后4个月时如果小儿已成肥胖，应避免继续摄入过量热卡，特别在生后6~8个月要加以注意，减少奶入量，代之以蔬菜水果。用全米、全面代替精面的制品。而且家长要培养孩子良好的进食习惯。

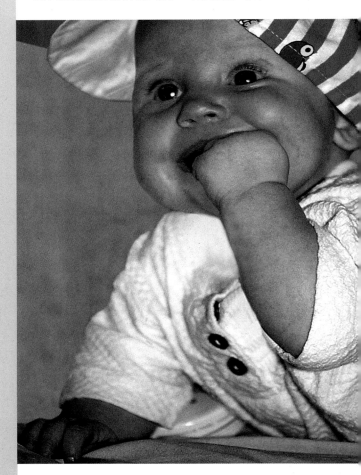